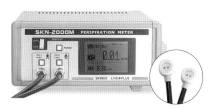
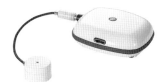

2019-2021
全国の認定医学書専門店一覧

北海道・東北地区

北海道	東京堂書店・北24条店 昭和書房
宮 城	アイエ書店
秋 田	西村書店・秋田支店
山 形	髙陽堂書店

関東地区

栃 木	廣川書店・獨協医科大学店 廣川書店・外商部 大学書房・獨協医科大学店 大学書房・自治医科大学店
群 馬	廣川書店・高崎店 廣川書店・前橋店
埼 玉	文光堂書店・埼玉医科大学店 大学書房・大宮店
千 葉	志学書店
東 京	文光堂書店・本郷店 文光堂書店・外商部 文光堂書店・日本医科大学店 医学堂書店 稲垣書店 文進堂書店 帝京ブックセンター（文進堂書店） 文光堂書店・板橋日大店 文光堂書店・杏林大学医学部店
神奈川	鈴文堂

東海・甲信越地区

山 梨	明倫堂書店・甲府店
長 野	明倫堂書店
新 潟	考古堂書店 考古堂書店・新潟大学医歯学総合病院店 西村書店
静 岡	ガリバー・浜松店
愛 知	大竹書店 ガリバー・名古屋営業所
三 重	ワニコ書店

近畿地区

京 都	神陵文庫・京都営業所 ガリバー・京都店 辻井書院
大 阪	神陵文庫・大阪支店 神陵文庫・大阪サービスセンター 辻井書院・大阪歯科大学天満橋病院売店 関西医書 神陵文庫・大阪大学医学部病院店 神陵文庫・大阪医科大学店 ワニコ書店 辻井書院・大阪歯科大学楠葉学舎売店 神陵文庫・大阪府立大学羽曳野キャンパス店
兵 庫	神陵文庫・本社
奈 良	奈良栗田書店・奈良県立医科大学店 奈良栗田書店・外商部
和歌山	神陵文庫・和歌山営業所

中国・四国地区

島 根	島根井上書店
岡 山	泰山堂書店・鹿田本店 神陵文庫・岡山営業所 泰山堂書店・川崎医科大学店
広 島	井上書店 神陵文庫・広島営業所
山 口	井上書店
徳 島	久米書店 久米書店・医大前店

九州・沖縄地区

福 岡	九州神陵文庫・本社 九州神陵文庫・福岡大学医学部店 井上書店・小倉店 九州神陵文庫・九州歯科大学店 九州神陵文庫・久留米大学医学部店
熊 本	金龍堂・本荘店（外商） 金龍堂・まるぶん店 九州神陵文庫・熊本出張所（外商） 九州神陵文庫・熊本大学医学部病院店
大 分	九州神陵文庫・大分営業所 九州神陵文庫・大分大学医学部店
宮 崎	田中図書販売（外商） メディカル田中
鹿児島	九州神陵文庫・鹿児島営業所

＊医学書専門店の全店舗（本・支店，営業所，外商部）が認定店です。各書店へのアクセスは本協会ホームページから可能です。

2020.10作成

　日本医書出版協会では上記書店を医学書の専門店として認定しております。本協会認定証のある書店では，医学・看護書に関する専門的知識をもった経験豊かな係員が皆様のご購入に際して，ご相談やお問い合わせに応えさせていただきます。

　また正確で新しい情報を常にキャッチし，見やすい商品構成などにも心がけて皆様をお迎えいたします。医学書・看護書をご購入の際は，お気軽に，安心して認定店をご利用賜りますようご案内申し上げます。

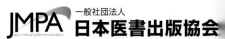

JMPA 一般社団法人 日本医書出版協会
https://www.medbooks.or.jp/

〒113-0033
東京都文京区本郷5-1-13 KSビル7F
TEL (03)3818-0160　　FAX (03)3818-0159

Monthly Book **Derma.**

編集企画にあたって…

　哺乳類は進化とともに発汗機能を高度に複雑に発展させてきた．その集大成としてヒトは全身をエクリン汗腺でフル装備し，気温や湿度が高い環境でも体温を一定に保つことが可能となった．この進化は，脳の発達と並びヒトがこの地球上で支配者となる必須条件であった．つまり，他の哺乳類には不可能な長時間の運動≒労働が可能になった(サバンナでの長時間に及ぶ狩猟や，エジプトの炎天下でのピラミッド作り，農耕社会における農作業など)ことで，ヒトは地球上のあらゆる場所で個体数を増やし文明を築き上げていった．すさまじい発展を支えたのは我々の汗だった．汗をかくほど私たちは富・強さ・幸せを手に入れられた．しかし年月は過ぎ現代，先人達の汗により築かれた巨大都市，国家では限られた空間の中で大勢が共同生活をすることとなり，ヒトの暮らしは急激に変化した．車や電車の登場で汗かかずして移動が可能となり，狩猟をせずとも食物は手に入り，労働をせずとも空調の効いた環境でネット配備があればヒトと繋がる生活が可能となってしまった．汗水垂らし努力して繁栄する実体験が希薄になっていくのと同時に，徐々に避けたいという発想の逆転が始まった．2000 年以降に多汗症という疾患が注目されてきた背景である．“発汗過多で日常生活に支障がでれば治療対象”とされるこの疾患の本質は，対人関係や，自身がもつ能力が多汗により十分発揮できないことでうつ状態や社会不安障害といった精神的な悪影響を受けることにある．一方で，発汗機能が正常に働かなくなった特発性後天性全身性無汗症(AIGA)も近年その存在感を増している疾患である．発症機序はいまだ不明なものの，一部に強いストレス曝露後や，運動習慣がなくなった後などの例が散見され，痛みを伴うコリン性蕁麻疹を伴ったりする．さらに異常気象に伴う夏の猛暑は例年化し，発汗機能が衰えた現代人の熱中症も社会的な問題となっている．今まで医学において発汗異常という分野はメインストリームになかったが，急激な社会の近代化と共に発汗異常発症例が増数してきている以上，今後重要な分野になることは必然的な流れであり，発汗に対して正しい理解を持つことは必須となるであろう．

　今回の企画でご執筆いただいた先生方は，発汗の研究・診療を最前線で行われており，発汗を正しく理解するうえで大切なことについて著作いただいたことを大変感謝いたします．また読者の先生方におかれましては，日常診療の中で汗という新しい視点を取り入れていただけると幸いです．最後に願わくば，発汗はヒトらしさを形作る大きな要素であり，自身や他人の発汗を肯定的に受け入れ，自身の発汗能力を十分発揮できる社会の実現は，現代の我々がウェルビーイングを保って生きていけることにつながるのではないか？という希望と，この企画を与えていただいた方々に感謝を込めてごあいさつに代えさせていただきます．

2021 年 4 月

藤本智子

KEY WORDS INDEX

WRITERS FILE
ライターズファイル
（50音順）

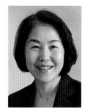

青山　裕美
（あおやま　ゆみ）

1989年	岐阜大学卒業　同大学皮膚科入局
2000年	米国 Massachusetts General Hospital, Harvard Medical School 留学
2010年	岡山大学皮膚科学，講師
2011年	同，准教授
2015年	川崎医科大学総合医療センター皮膚科，部長
2018年	同大学皮膚科，主任教授

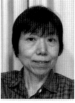

田邉　裕美
（たなべ　ゆみ）

1992年	筑波大学卒業　東京女子医科大学形成外科入局
1994年	済生会神奈川県病院外科
1997年	米国マサチューセッツ総合病院形成外科，リサーチフェロー
1999年	東京女子医科大学形成外科
2012年	同大学東医療センター，講師
2015年	亀田総合病院形成外科，部長

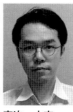

宗次　太吉
（むねつぐ　たきち）

2005年	愛媛大学卒業　同大学医学部付属病院，初期研修医
2007年	東京医科歯科大学医学部付属病院，後期レジデント
2008年	都立墨東病院皮膚科
2011年	東京医科歯科大学皮膚科，助教
2013年	同大学医歯学総合研究科
2016年	防衛医科大学校皮膚科，助教
2020年	東京医科歯科大学皮膚科，講師

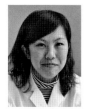

久加亜由美
（きゅうか　あゆみ）

2008年	京都工芸繊維大学大学院修士課程修了　株式会社マンダム入社
2012年	同社，現基盤研究所に異動

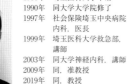

中里　良彦
（なかざと　よしひこ）

1986年	埼玉医科大学卒業
1990年	同大学大学院修了
1997年	社会保険埼玉中央病院内科，医長
1999年	埼玉医科大学救急部，講師
2003年	同大学神経内科，講師
2009年	同，准教授
2019年	同，教授

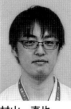

村山　直也
（むらやま　なおや）

2011年	佐賀大学卒業
2013年	長崎大学皮膚科・アレルギー科入局
2016年	長崎大学大学院医歯薬学総合研究科入学
2020年	九州大学病院油症ダイオキシン研究診療センター，助教

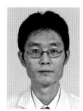

下村　裕
（しもむら　ゆたか）

1999年	新潟大学卒業　同大学皮膚科入局
2003年	同大学大学院修了
2004年	同大学皮膚科，助手
2006～10年	米国コロンビア大学留学
2010～14年	新潟大学遺伝性皮膚疾患研究室，准教授
2015～16年	同大学皮膚科，准教授
2017年	山口大学皮膚科，教授

福永　淳
（ふくなが　あつし）

1997年	神戸大学卒業　同大学医学部附属病院，研修医　同，医員
1999年	新日鉄広畑病院皮膚科，医員
2000年	神戸大学大学院皮膚科入局
2004年	同大学大学院修了
2006年	The University of Texas MD Anderson Cancer Center Department of Immunology, Postdoctoral Fellow
2008年	神戸大学大学院医学系研究科皮膚科学，助教
2012年	同，診療科長補佐
2013年	同大学医学部附属病院皮膚科，講師
2020年	同，准教授

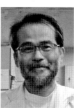

室田　浩之
（むろた　ひろゆき）

1995年	長崎大学卒業　同大学皮膚科学教室入局
1997年	同大学大学院入学感染防御因子解析学入学
2003年	同大学皮膚病態学分野，助手
2004年	大阪大学皮膚科，助手
2012年	同，講師
2014年	同，准教授
2018年	長崎大学皮膚科，教授

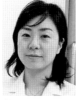

藤本　智子
（ふじもと　ともこ）

2001年	浜松医科大学卒業　東京医科歯科大学皮膚科入局
2002年	茅ヶ崎徳洲会病院皮膚科
2003年	川口工業病院皮膚科
2004年	武蔵野赤十字病院皮膚科
2005年	東京医科歯科大学皮膚科，医員・助教
2011年	多摩南部地域病院皮膚科，医長
2014年	東京都立大塚病院皮膚科，医長
2017年	池袋西口ふくろう皮膚科クリニック，院長

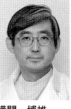

横関　博雄
（よこぜき　ひろお）

1980年	徳島大学卒業
1984年	米国 University of Iowa 留学
1986年	大阪大学大学院修了　オーストリア University of Vienna 留学
1988年	北里大学皮膚科，助手
1991年	東京医科歯科大学皮膚科，助手
1993年	同，講師
1996年	同，助教授
2005年	同，教授
2021年	同，特任教授

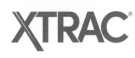
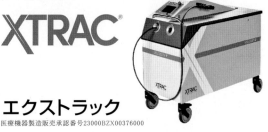

どう診る？汗の病気

◆編集企画／池袋西口ふくろう皮膚科クリニック院長　藤本　智子　◆編集主幹／照井　正　大山　学

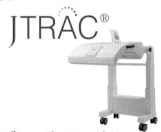

足爪治療 マスターBOOK

新刊

編集
高山かおる　埼玉県済生会川口総合病院皮膚科 主任部長
齋藤　昌孝　慶應義塾大学医学部皮膚科 専任講師
山口　健一　爪と皮膚の診療所 形成外科・皮膚科 院長

2020年12月発行　B5判　オールカラー
232頁　定価6,600円（本体6,000円＋税）

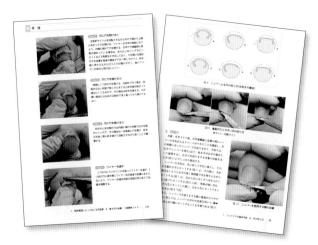

足爪の解剖から診方、手技、治療に使用する器具までを徹底的に解説！

種類の多い巻き爪・陥入爪治療の手技は、巻き爪：8手技、陥入爪：7手技を Step by Step のコマ送り形式で詳細に解説しました。

3名の編者が語り尽くした足爪座談会と、「肥厚爪の削り方」の手技の解説動画も収録！

初学者・熟練者問わず、医師、看護師、介護職、セラピスト、ネイリストなど、フットケアにかかわるすべての方に役立つ1冊です！

全日本病院出版会　〒113-0033 東京都文京区本郷 3-16-4　Tel：03-5689-5989
www.zenniti.com　Fax：03-5689-8030

MB Derma, 309：1-5, 2021.

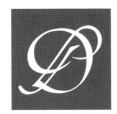

◆特集／どう診る？汗の病気

発汗診療の歴史

横関博雄*

Key words：発汗学，発汗診療学，エクリン腺，アポクリン腺，交感神経支配，制汗剤外用療法，イオントフォレーシス，ボツリヌス毒素注射療法，塩化アルミニウム，抗コリン外用薬

Abstract 発汗学は，初期には主に神経内科，生理学の研究者が活躍して発展している．発汗生理学を飛躍的に発展させた歴史的な生理学者である名古屋大学久野寧元教授と，発汗学と皮膚科学の接点として汗腺機能を解明した皮膚科のアイオワ大学佐藤賢三元教授のお2人の業績を紹介し，発汗学の進歩にいかに日本人研究者が貢献したかを理解することは，今後の発汗学を理解するうえで重要である．また，多汗症治療は皮膚科では主に，制汗剤外用療法，イオントフォレーシス療法，ボツリヌス毒素注射療法が試みられるので，それぞれの変遷をまとめた．

はじめに

　世界中の多くの研究者，特に日本人研究者が最先端の研究を進めてきた発汗学と発汗診療学の歴史と最新の発汗学の研究を紹介し，どのような過程で発汗研究が進化し，皮膚科学においても研究されてきたかを述べたい．特に発汗生理学，発汗治療学の歴史を日本人研究者に焦点を当てて紹介する．発汗学の初期には主に神経内科，生理学の研究者が活躍している．また，発汗生理学を飛躍的に発展させた歴史的な生理学者である名古屋大学久野寧元教授と，単一の汗腺を用いて汗腺機能を解明したアイオワ大学皮膚科佐藤賢三元教授（図1）のお2人の業績を紹介し，発汗学の進歩にいかに日本人研究者が貢献したかをお話したい．さらに，汗腺の再生機能も明らかにされ，加えて汗腺の三次元解析などの新たな研究方法により，多くの皮膚疾患の病態が解明されてくることも解説したい．

* Hiroo YOKOZEKI, 〒113-8519 東京都文京区湯島1-5-45　東京医科歯科大学大学院医歯学総合研究科皮膚科学分野，特任教授

発汗学の歴史

　1775年にBlagdenは，犬とともに体温を測りながらサウナに入り，ヒトは体温を冷却するために発汗するが，犬は暑くとも発汗せずにpanting（舌を出してあえぐように呼吸すること）で体を冷却することを明らかにしたのが発汗学の最初の論文であり，1930年代までには，発汗生理学においては以下に挙げるような基本的事項が既に確立されていた．① ヒトと他の動物では発汗の制御機構が異なる[1]．② ヒトには解剖学構造および分布が異なるエクリン腺とアポクリン腺がある．③ エクリン発汗は温熱，精神的興奮，味覚刺激で誘発される．④ エクリン発汗は交感神経支配である[1]．しかし，この当時は臨床的には発汗生理学の成果がほとんど活用されていなかった．すなわち，発汗異常のパターンから責任病巣・原因疾患を診断するという視点が全く存在しなかっただけでなく，臨床医の関心は発汗過多のみに集中し，発汗減少は臨床研究の対象にもなっていなかった[1]．

　多汗症，減汗症などの発汗異常の臨床研究が急速に進んだのは，客観的かつ安全・簡便に発汗異

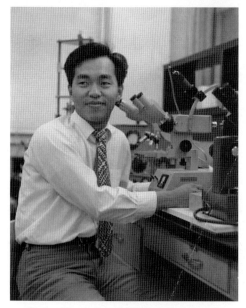

図 1. 若いときの佐藤賢三先生のお写真

常の分布を判定する検査が不可欠であり，Minor法（ヨード・でんぷん法）の発見とともに開花したといっても過言ではない．1928 年，ロシアの神経内科医 Victor Minor は，Minor 法（ヨード・でんぷん法）による発汗試験を提唱した[2]．さらに，久野寧先生は満州医科大学教授のときに換気カプセル法による全身の発汗量を測定する方法の開発に関する論文を報告なされ，全身の発汗量の定量が可能となった[3][4]．換気カプセル方式発汗計とは，測定部位にカプセルを装着させ，そのカプセルに空気（窒素）を送ることで汗を蒸散させ，空気の水分量を検出することにより発汗量を測定する方法であり，精神性発汗などの微量水分量測定が可能となった．その後，久野先生は名古屋大学教授として精神性発汗，温熱性発汗の神経支配が異なること，汗腺が交感神経支配であるのにコリン作動性であることなど，現在の発汗生理学では根底をなす研究を続けられ，これらのヒトにおける発汗量の定性，定量方法の開発により発汗生理学，臨床発汗学が飛躍的に進展した．発汗学と皮膚科学との接点として，アイオワ大学皮膚科佐藤賢三元教授の単一エクリン汗腺を研究した業績が最も発汗生理学の発展に影響を与えている．佐藤先生は単一汗腺の in vitro 実験系を用いたパッチクランプ法などによる電気生理学的な解析で，エクリン

汗腺にアセチルコリン受容体のみならず α，β アドレナリン受容体が存在すること，Na-K-2Cl 共輸送，K⁻，Cl Channel，Na-pump の連係で汗が分泌される機序を世界で始めて解明した[5]．佐藤先生は汗腺の分泌機能解析，嚢胞性線維症の病態解析に関する研究を多数報告なされ，JCI などの主に基礎の一流雑誌に 100 報以上発表している[5][6]．この歴史的に発汗生理学を発展させたお 2 人の研究者に共通する点は，欧米の研究の模倣ではなく日本人独自の研究方法の確立，研究拠点が海外であるなどが挙げられる．

2000 年代になると発汗の役割が単に体温調節機能，手足の滑り止めだけの機能でなく，汗の中にダーモサイディンという抗菌ペプチドが含まれ，細菌から体を守る自然免疫機能があることが明らかになってきた．さらに汗管の閉塞が類乾癬，扁平苔癬，アミロイド苔癬などの疾患の発症に大きな役割を果たすこと，アトピー性皮膚炎，慢性蕁麻疹の増悪因子である汗アレルゲンがマラセチアであることも明らかにされ，発汗異常が多くのアレルギー性皮膚疾患の原因と考えられるようになった．さらに汗腺には，熱傷のときに表皮細胞を補給する幹細胞の保管する倉庫としての役割，皮膚の角層に水分を補給する保湿機能としての役割など多くの役割があることがわかってきた．我々の教室では汗腺の汗管を三次元的，動的に把握することが可能な高速 en-face 光コヒーレンストモグラフィー（Optical coherence tomography；OCT）を用いることで，多汗症などの疾患における汗管の三次元構造を解析している．OCTは光干渉を利用した断層イメージングであり，表皮下の生体組織構造を高分解能でイメージングする装置で，掌蹠の角層，表皮内の汗管構造の把握が可能な機械である．原発性局所多汗症患者では角層内の汗管に存在する汗の量も健常人より大量であり，発汗量と角層内の汗管の断面積の間に正の相関関係があることを明らかにした[7]．今後，汗腺の三次元解析で多くの皮膚疾患の病態が新たに解明されてくると思われる．

多汗症治療の歴史

多汗症治療は皮膚科では主に，制汗剤外用療法，イオントフォレーシス療法，ボツリヌス毒素注射療法が試みられるので，それぞれの歴史を述べたい．

外用薬の歴史としては，Laden[8]により 1916 年には制汗剤が用いられていたとの記載があり，同年 Stillians が塩化アルミニウム六水和物 Aluminum chloride hexahydrate（ACH）の水溶液を紹介している．今まで塩化アルミニウム液以外では 10%のフォルムアルデヒドをホルマリンとして処方したもの，グルタールアルデヒドの 10%水溶液，メテナミンの8%クリームなどの報告がある．しかし，これらの外用薬は長期使用によってアレルギー性接触皮膚炎が起こることが問題であり，以降は使用されなくなっている．塩化アルミニウム以外の外用薬では，抗コリン製剤の glycopyrrolate[9]~[12]や 2% diphemanil methylsulfate（Prantal®）[13]に関して複数の報告があるが，本邦では昨年 11 月まで使用ができない薬剤となっていた．今年，日本人の原発性腋窩多汗症患者を対象として，抗コリン外用薬である 5% sofpironium bromide（BBI-4000，以下，sofpironium）ゲル製剤を 6 週間投与した際の有効性および安全性を検証する第Ⅲ相試験が実施され，その有効性，安全性が検証され，昨年 11 月に保険適用になった[14]．今後，日本で抗コリン外用薬はこの領域での第一選択として普及し，多くの患者の QOL の向上に寄与することが期待される．

イオントフォレーシス療法は，発汗学の祖である久野寧グループの市橋が，1935 年に電流を種々の液体中で通電することにより発汗量が減少することを報告したのが最初の報告である[15]．その後，20 年近く追試などの報告がないが，Bouman が臨床的に多汗症の方に効果があることを報告した[16]．さらに 1968 年，1980 年に Levit[17][18]が水道水で通電しても発汗を抑制することを報告して以来，欧米では多汗症に対する一般的な治療法とさ

れている．水道水を用いたイオントフォレーシス療法の掌蹠多汗症に対する治療効果に関しては，11～25 症例と症例数は少ないが，double-blind, controlled study の条件を満たす臨床研究が 3 グループより報告されている[19]~[21]．その結果，直流電流では 2～10 mA，12～20 mA，12～20 mA の通電で，交流電流では 8～25 mA の 20～30 分の通電をそれぞれ 15～18 回，11 回，6～12 回施行することにより発汗量の低下が認められることが報告されている[19]~[21]（レベルⅢ）．本邦では筆者らが Kenz-Perspir OS100 を用いて多汗症に対するイオントフォレーシス療法の効果を定量的に評価した[22]．さらに，清水らは，掌蹠多汗症の患者に 0～20 mA 交流電流で 30 分間通電したグループと 5～10 mA 直流電流で 15 分間施行したグループで比較検討をしている[23]．その結果，直流電流イオントフォレーシス施行グループでは 3 回施行後，交流電流イオントフォレーシス施行グループでは 4 回施行後に健常人の発汗量程度に改善すること，交流電流イオントフォレーシスグループのほうは副作用がないことを明らかにしている[23]．

ボツリヌス菌毒素はグラム陽性菌の *Clostridium botulinum* が産生する神経毒素で A～G 型の 7 種がある．このなかで A 型ボツリヌス毒素（BT-A）は精製度が高く，効力や作用時間が最も優れており，コリン作動性神経の接合膜からのアセチルコリン放出を抑制する作用がある[24]．BT-A は Botox®（Allergan Inc.）と Dysport®（Ipsen Inc.）が日本では主に使われており，両者の力価について，Botox® は Dysport® の 1.5～4 倍とされている[25][26]．

BT-A は以前から眼瞼けいれんや斜視の治療に使用されているが，1996 年 Bushara らは BT-A が腋窩多汗症に有効であることを初めて報告[27]し，その後，掌蹠多汗症へも応用されるようになった．BT-A の有効性について数グループの二重盲検ランダム化比較試験による検討が行われている．Schnider らは 11 例の片手に Dysport® 120 U，もう一方に生理食塩水を投与した比較試験

で, 3 か月後も Dysport® 群で発汗低下を観察している[28]（レベルⅡ）. また Lowe らは, 19 例に対して片手に Botox® 100 U, 反対の手には生理食塩水を注射したところ, 28 日後に Botox® を使用した手掌はすべての症例で発汗低下が認められ, 両群とも握力低下などはみられていない[29]（レベルⅡ）. さらに Saadia らは, 8 例において片手に Dysport®, 反対の手には Botox® をそれぞれ投与したところ, Dysport® : Botox® ＝ 4 : 1 の変換率で両者の有効性は等しく, 約 4 か月間の有効期間にも有意差はなかったが, Dysport® 側の 8 例中 4 例, Botox® 側の 8 例中 2 例に握力低下を認めている[30]（レベルⅡ）.

まとめ

発汗学, 発汗治療学の変遷をまとめた. 多くの日本人が発汗学の発展に貢献していることを述べた. 発汗治療学は多汗症, 無汗症の病態の解析が十分になされぬまま発展しているが, 今後, 遺伝子レベルで病態が解析され, 病態に基づいたピンポイントな治療法の開発が待たれる.

文 献

1) Tamura T : A history of perspiration research. *Jpn J Prespiration Res*, **22** : 69-72, 2015.

2) Minor V : Ein neues Verfahren zu der klinischen Untersuchung der Schweißabson derung. *Dtsch Z Nervenheilk*, **101** : 302-308, 1928.

3) Kuno Y : The physiology of humanperspiration, Churchill of London, 1934.

4) Kuno Y : Human Perspiration (Charles CT), Springfield, 1954.

5) Sato K, Sato F : Phamacologic responsiveness of isolated single eccrine sweat glands. *Am J Physiol*, **240** : R44-R51, 1981.

6) Sato K, Sato F : Defective beta adrenergic response of cystic fibrosis sweat glands *in vivo* and *in vitro*. *J Clin Invest*, **73** : 1763-1771, 1984.

7) Kato K, Al-Sobaihi S, Al-Busani H, et al : Analysis of sweating by optical coherence tomography in patients with palmoplantar hyperhidrosis. *J Dermatol*, 2020. (Online ahead of print)

8) Laden K : Antiperspirants and deodorants : history of major HBA market. Antiperspirants and Deodorants (Laden K ed), Marcel Dekker, New York, USA, pp. 1-15, 1999.

9) Luh JY, Blackwell TA : Craniofacial hyperhidrosis successfully treated with topical glycopyrrolate. *South Med J*, **95**(7) : 756-758, 2002.

10) Kim WO, Kil HK, Yoon DM, et al : Treatment of compensatory gustatory hyperhidrosis with topical glycopyrrolate. *Yonsei Med J*, **44**(4) : 579-582, 2003.

11) Kim WO, Kil HK, Yoon KB, et al : Topical glycopyrrolate for patients with facial hyperhidrosis. *Br J Dermatol*, **158** : 1094-1097, 2008.

12) Mackenzie A, Burns C, Kavanagh G : Topical glycopyrrolate for axillary hyperhidrosis. *Br J Dermatol*, **169** : 483-484, 2013.

13) Laccourreye O, Bonan B, Brasnu D, et al : Treatment of Frey's syndrome with topical 2% diphemanil methylsulfate (Prantal) : a double-blind evaluation of 15 patients. *Laryngoscope*, **100**(6) : 651-653, 1990.

14) Yokozeki H, Fujimoto T, Abe Y, et al : A Phase Ⅲ, multi-center, randomized, double-blind, vehicle-controlled, parallel-group study of 5% sofpironium bromide (BBI-4000) gel in Japanese patients with primary axillary hyperhidrosis. *J Dermatol*, 2021. (Online ahead of print)

15) Ichibashi T : Effect of drugs on the sweat glands by cataphoresis, and an effective method for suppression of local sweating. Observation on the effect of diaphoretics and adiphoretics, *J Orient Med*, **25** : 101-102, 1936.

16) Bouman HD, Lentzer EMG : The treatment of hyperhidrosis of feet with constant current. *Am J Phys Med*, **31** : 158-169, 1952.

17) Levit F : Simple device for the treatment of hyperhidrosis by iontophoresis. *Arch Dermatol*, **98** : 505-507, 1968.

18) Levit F : Treatment of hyperhidrosis bytap water iontophoresis. *Cutis*, **26** : 192-194, 1980.

19) Stolman LP : Treatment of exess sweating of the palms by iontophoresis, *Arch Dermatol*, **123** : 893-896, 1987. (レベルⅢ)

20) Dahl JC, Glent-Madsen L : Treatment of hyperhidrosis manuum by tap water iontophoresis,

Acta Derm Venerol(Stockh), **69**：346-348, 1998.（レベルⅢ）

21）Reinauer S, Neusser A, Schauf G, et al：Iontophoresis with alternating current and direct current offset（AC/DC iontophoresis）：a new approach for the treatment of hyperhidrosis, *Br J Dermatol*, **129**：166-169, 1993.（レベルⅢ）

22）横関博雄，大城由香子，片山一朗ほか：掌蹠局所多汗症の治療効果の定量的評価，日皮会誌，**102**（5）：583-586, 1992.（レベルⅢ）

23）Shimizu H, Tamada Y, Shimizu J, et al：Effectiveness of iontophoresis with alternating current in the treatment of patients with palmoplantar hyperhidrosis. *J Dermatol*, **30**：444-449, 2003.（レベルⅢ）

24）Rusciani L, Severino E, Rusciani A：Type A botulinum toxin：a new treatment for axillary and palmar hyperhidrosis. *J Drugs Dermatol*, **1**：147-151, 2002.

25）Brin MF：Botulinum toxin：chemistry, pharmacology, toxicity, and immunology. *Muscle Nerve Suppl*, **6**：S146-S168, 1997.

26）Shimonetta MM, Cauhepe C, Magues JP, et al：A double-blind, randomized, comparative study of Dysport® vs. Botox® in primary palmar hyperhidrosis. *Br J Dermatol*, **149**：1041-1045, 2003.（レベルⅡ）

27）Bushara KO, Park DM, Jones JC, et al：Botulinum toxin—a possible new treatment for axillary hyperhidrosis. *Clin Exp Derm*, **21**：276-278, 1996.

28）Schnider P, Binder M, Auff E, et al：Double-blind trial of botulinum A toxin for the treatment of focal hyperhidrosis of the palms. *Br J Dermatol*, **136**：548-552, 1997.（レベルⅡ）

29）Lowe NJ, Yamauchi PS, Lask GP, et al：Efficacy and safety of botulinum toxin type A in the treatment of palmar hyperhidrosis：A double-blind, randomized, placebo-controlled study. *Dermatol Surg*, **28**：822-827, 2002.（レベルⅡ）

30）Saadia D, Voustianiouk A, Wang A, et al：Botulinum toxin type A in primary palmar hyperhidrosis. Rabdomized, single-blind, two-dose study. *Neurology*, **57**：2095-2099, 2001.

違法な「自炊」私はしない！

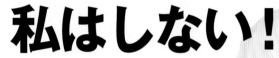

これは違法となる可能性があります！

 Yellow

- ● 「自炊」データを複数の友人と共有する.
- ● 「自炊」を代行業者に依頼する.
- ● 業務に使うために本を「自炊」する.

これは著作権侵害です！

Red

- ● 「自炊」データをウェブにアップロードし，誰でも使用
  できるようにする.
- ● 「自炊」データを販売する.

本を裁断し，スキャナを使って電子化する「自炊」が広まっています.
しかし，著作権法に定められた**ルールを守らない**「自炊」は，**著作権侵害**であり，
刑事罰の対象となることもあるので，十分な注意が必要です.

特定非営利活動法人 日本医学図書館協会／一般社団法人 日本医書出版協会

MB Derma, 309：7-14, 2021.

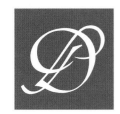

◆特集／どう診る？汗の病気

発汗検査

村山直也*　　室田浩之**

Key words：無汗症(anhidrosis)，低汗症(hypohidrosis)，多汗症(hyperhidrosis)，色汗症(chromhidrosis)，血汗症(hematohidrosis)，熱中症(heatstroke)

Abstract　発汗は体温調節，感染制御，保湿の面で生体に必要不可欠な生理機能である．無汗症で体温上昇時に発汗ができないと，うつ熱を生じ，ひいては熱中症を発症する．加齢により発汗低下が進み，地球温暖化と相まって熱中症の発生件数が上昇傾向にあるほか，皮膚の乾燥など皮膚トラブルの大きな要因となっている．無汗症は発汗を司る神経の異常や末梢血管の異常，汗腺の異常によって生じ，原因に応じて発汗分布の評価やアセチルコリン誘発性発汗検査などを選択して行う．
　一方で多汗症は，発症した部位により症状は異なるが，就学/就業時の作業だけでなく，日常生活や整容面で大きな不利益を生じることになる．
　無汗症，多汗症を含めた発汗異常症の概説と発汗異常症を診察する際のポイント，発汗検査の方法について紹介する．

はじめに

汗は血液から産生され，主に水とナトリウム，塩素で構成される．他にも有機物質，天然保湿因子，抗菌ペプチドを含んでおり，体温調節，保湿，感染制御機能を発揮し，ヒトの生体維持に大いに貢献している．

汗の異常に関わる疾患は多岐にわたり，皮膚科医が診察する機会が多い．発汗には血管や神経，汗腺など多くの因子が関わっており，発汗異常の原因も多岐にわたる．発汗機序に沿った発汗機能検査を実施し，発汗異常症の全体像を把握する．

発汗異常症

1．無汗症

無汗症は大きく先天性/遺伝性と，後天性に分

類される(表1)．いずれも発汗低下により体温調節が困難になり，うつ熱や熱中症のリスクが上がる．診察にあたる際にはまず，皮膚の乾燥や熱感を確認する．汗疹を発症した後は一時的に発汗が低下する．続発性無汗症(表1)の鑑別のために無汗症を生じ得る疾患についての問診，検査を行う(表2)．

治療法は，先天性疾患に対しては熱中症への対策が基本となる．暑い時期のクーリング対策として自宅や学校，職場での空調管理や，屋外や入浴などの暑熱環境からの回避を徹底する．室温や気温に注意し，衣類にも気を配り体温上昇に気をつける．特に高温の季節には注意を要し，幼児期以降は冷却ベスト，濡らしたTシャツ，水をスプレー式に噴霧するボトルなどが推奨される．発汗低下は皮膚の乾燥を生じ，皮膚炎の原因になり得るため，皮膚が乾燥した際は適宜保湿外用薬等を用いるなどスキンケアを行う[1]．

Fabry病は，ライソゾームに存在する加水分解酵素の1つであるα-ガラクトシダーゼ活性が先

＊　Naoya MURAYAMA，〒852-8501　長崎市坂本 1-7-1　長崎大学大学院医歯薬学総合研究科皮膚病態学分野
＊＊ Hiroyuki MUROTA，同，教授

表 1. 無汗症の分類

無汗症の分類		疾　患	治　療
先天性/遺伝性		無汗性外胚葉形成不全, 無痛無汗症, Fabry 病, Kanzaki 病	対症的支持療法 酵素補充療法
後天性	特発性	AIGA(特発性後天性全身性無汗症)	抗ヒスタミン薬 ステロイドパルス 漢方
		分節性無汗症 (Ross 症候群, Harlequin 症候群)	
	続発性	神経疾患, 内分泌・代謝疾患, 膠原病, 薬剤性	原疾患の治療 被疑薬の変更

表 2. 無汗症診察のポイント, 無汗を疑う皮膚所見

問診, 皮膚所見	想定する疾患
皮膚の乾燥, 皮膚の熱感 汗疹の有無, 既往	無汗症全般, 熱中症
手指の冷感	レイノー症状, 膠原病
起立性低血圧 多飲, 多尿	神経疾患(自律神経失調症, Shy-Drager 症候群) 尿崩症, 糖尿病
基礎疾患の有無	内分泌・代謝疾患(甲状腺疾患, 糖尿病) アトピー性皮膚炎
内服薬の確認	薬剤性(抗コリン剤, バルビタール, α_2-blocker)
手足の疼痛, 被角血管腫の有無	Fabry 病, Kanzaki 病
検　査	想定する疾患
発汗低下の分布, 範囲	AIGA, 分節性無汗症(Harlequin 症候群)
オビソート試験	AIGA, コリン性蕁麻疹
尿中のマルベリー小体	Fabry 病

天的に低下し, その基質であるグロボトリアオシルセラミドが, 全身の諸臓器, 特に血管内皮細胞, 平滑筋細胞, 汗腺, 腎臓, 心筋, 自律神経節, 角膜に蓄積し, 様々な症状を生じる疾患である. 酵素補充療法として agalsidase alfa(リプレガル®)や agalsidase beta(ファブラザイム®)が使用できる.

特発性後天性全身性無汗症(acquired idiopathic generalized anhidrosis:AIGA)は, 左右対称性に広範囲に発汗低下を生じる神経学的な異常のない原因不明の疾患であるが, エビデンスのある治療法はなく, 全身的ステロイド投与や抗ヒスタミン薬, 漢方などが経験的に使用される. 続発性無汗症のうち原疾患や器質的疾患が特定されれば, その治療によって無汗を改善する可能性があり, 一例として中枢性尿崩症に対するバソプレシン誘導

体投与が発汗低下を改善した報告がある(表1)[2)3)].

汗疹による続発性の無汗症にも注意を要する. 衣類で密封されるなど皮膚表面が高温多湿な環境に長時間さらされることによって汗孔, 汗管が閉塞し, 汗が汗管外に漏出することで生じる. 閉塞部によって表現型が異なり, 汗孔の閉塞は水晶様汗疹, 上部表皮内汗管の閉塞は紅色汗疹, 下部表皮内汗管の閉塞は深在性汗疹となる. 汗疹発症後はその部位の発汗能が低下するため, 熱中症に注意が必要である. 対策としては, 皮膚の表面が汗で濡れた状態を長時間放置することなく, 濡れたタオルで擦らないように優しく拭うようにする.

2. 多汗症

多汗症は, 症状の分布によって全身性多汗症と局所性多汗症に分類される. また, 原因や基礎疾患の有無により原発性(特発性)と続発性に分類さ

表 3. 多汗症の分類

多汗症の分類	疾　患	治　療
原発性	頭部顔面多汗症 腋窩多汗症 手掌多汗症 足底多汗症	各部位共通：塩化アルミニウム L，A 型ボツリヌス毒素 手掌，足底：イオントフォレーシス 条件つき：交感神経遮断術
続発性	薬剤性，循環器疾患，悪性腫瘍，神経疾患，感染症（結核），内分泌・代謝疾患，末梢神経障害，Frey 症候群	

＜局所多汗症の診断基準＞
1. 発症が 25 歳以下
2. 左右対称性
3. 睡眠中は発汗が停止する
4. 週に 1 回以上の多汗エピソードがある
5. 家族歴がある
6. それらにより日常生活に支障をきたす

※局所的に過剰な発汗が明らかな原因がないまま 6 か月以上認められ，6 症状のうち 2 項目以上あてはまる場合.

表 4. 色汗症の分類

	汗　腺	原因，病因	検　査	治　療
内在性	アポクリン腺	リポフスチン顆粒が汗に混入	皮膚生検 未染標本を蛍光顕微鏡で観察し，リポフスチンの自家蛍光を確認する	A 型ボツリヌス毒素の局所注射 カプサイシン Cr 外用
	エクリン腺	染料，色素が汗に混入	染料，色素の使用歴や摂取歴を確認する	原因の除去
偽性	アポクリン腺/エクリン腺	色素産生性細菌，染料，化学物質による着色	細菌培養検査 染料,化学物質の使用歴を確認する	抗生剤の内服，外用 皮膚表面の保清 原因の除去

れる. 続発性には感染症（結核），内分泌代謝異常（甲状腺疾患，副腎疾患），神経疾患や薬剤性のものがある. 日本皮膚科学会より診断基準および診療アルゴリズムが示されている. 原発性多汗症の治療にはすべての部位に塩化アルミニウムの外用と A 型ボツリヌス毒素の局所注射が使用される（保険適用は腋窩のみ）. 掌蹠には簡便かつ有効性からイオントフォレーシス療法が積極的に用いられる. 重症例かつ患者の強い希望がある場合には交感神経遮断術が適応されるが，代償性発汗など重篤な合併症がある（表3）[4].

3. 色汗症（表4）

汗が様々な色に着色する稀な疾患である. 分泌される汗そのものが着色している内在性色汗症と，無色で分泌された汗が皮膚表面で着色する偽性色汗症がある. 高負荷の運動の際に生じる酸化ストレスにより，リポフスチン（老化物質）が汗に混入する場合や，染料や薬剤などの化学物質によ

る着色，色素産生性の微生物が原因となる[5].

4. 血汗症

非常に稀な疾患で，汗の中に血液成分を混じるものである. 発症機序は不明だが，血液が汗管から排出すると考えられている. 試験紙迅速検査（テステープ®）で潜血や，スメア鏡検で赤血球の有無をみる. 室田らは核磁気共鳴法により，血汗症が汗と同じ代謝産物を含むことを確認している[6].

発汗機能の評価方法（表5）

発汗活動には中枢/末梢神経，血管，汗腺が関与しており，いずれの異常においても発汗障害を生じる. 各検査の仕組み，目的を理解し，組み合わせて実施することで，発汗障害の全体像を把握する.

1. ミノール法（図1）

ヨード 3 g/ヒマシ油 20 g/エタノール 200 mL 混合液を皮膚に塗布し乾かす. その後，でんぷんを

表 5. 発汗機能の評価方法

皮膚表面の発汗機能	ミノール法(ヨウ素でんぷん反応), 換気カプセル法 汗滴プリント法, impression mold 法 サーモグラフィー(補助的) 角質水分量 発汗カメラ	
中枢神経	自律神経	Schellong 試験, Head up tilting 試験 脳器質的異常(CT, MRI) 皮膚毛細血管血流量変動
	脊髄疾患	椎間板ヘルニア, 脊椎近傍腫瘍(MRIなど)
末梢(節後)神経	定量的軸索反射性発汗試験(QSART)	
汗腺・末梢血流	病理学的評価(皮膚生検) レーザー血流計	

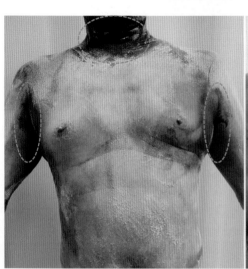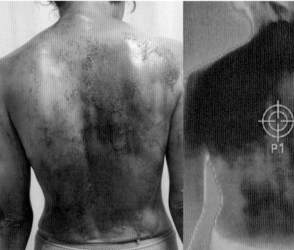

図 1. ミノール法

a｜b

a：AIGA の症例. 全身にミノール法を行った. 頸部, 腋窩が黒く着色して発汗が確認でき(青点線),
　その他の部位では発汗がみられない.
b：Harlequin 症候群の症例. 全身にミノール法を行った. 肩部は左右とも発汗なし. 背部は右のみ発汗
　あり. 左右非対称性の分節性無汗症. シェーグレン症候群を合併していた(参考：サーモグラフィーで
　は無汗部の体温高値が確認できた).

ふりかけ, 全身の場合はサウナなどの暑熱環境下で, 局所発汗の場合はアセチルコリンの皮下注により発汗を誘発する. ヨウ素でんぷん反応によって水分が黒く着色するため, 発汗の分布を視覚的に把握できる. 広範囲の検査が可能だが, 検査の手間を要し, シャワーなどの設備を要する. 全身の発汗領域が確認でき, AIGA の無汗面積の評価, 分節性無汗症の診断に有用である.

　＜ミノール法変法(和田のヨードでんぷん/ヒマシ油法)＞(図2)

　2～3％ヨード/エタノール溶液を被検部位に塗布し乾かす. その後, 50～100 g でんぷん/100 g ヒマシ油懸濁液を軽く塗る. 感度が高く, 発汗の有無の評価に有用である. 和田の変法は汗の量が多い場合, ヒマシ油が流れ落ちるため, 多汗症の評価には向かない印象を持っている. 多汗症を疑う症例では上述したミノール法が適当と考える.

　2. 汗滴プリント法(図3)

　a) ヨード紙法

　コピー用紙 100 g に対し 1 g のヨウ素をともに空瓶に入れ 7 日以上密閉すると, ヨウ素の昇華によって黄色に着色したヨード紙が完成する. 検査

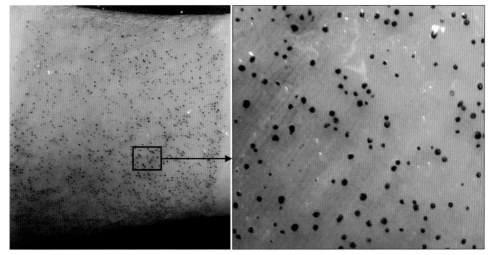

図 2. ミノール法変法(和田法)
健常被験者でミノール変法を行った.
塗布後数分で発汗部が黒く着色した.

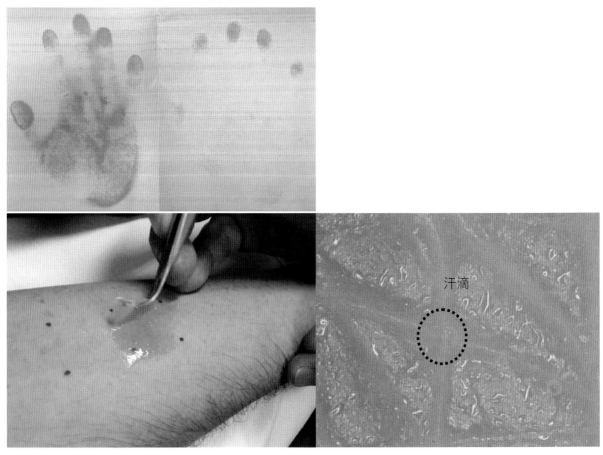

a
b

図 3. 汗滴プリント法
a:ヨード紙法. ヨード紙に手掌を 10 分間当てる. 発汗部が黒く着色する.
b:Impression mold 法. 歯科用のシリコンゴムを用いて汗滴のレプリカを作成する.
汗によって押し出された汗滴の鋳型を顕微鏡で観察する.

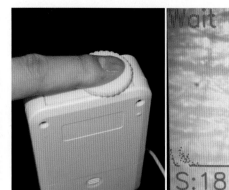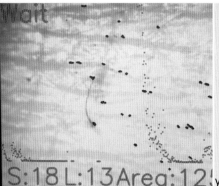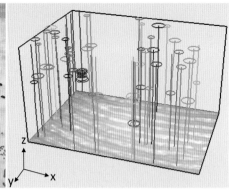

図4. 発汗カメラ(ピコデバイス社より)　　　　　　　　　a|b|c

a：発汗カメラの検出部を被検部に当てる.
b：青い点が発汗を示している. リアルタイムな発汗を検出できる.
c：xy 軸の平面像に加えて時間軸(z 軸)を加え 3D 画像を作成している.
　丸の大きさが発汗量を示している.

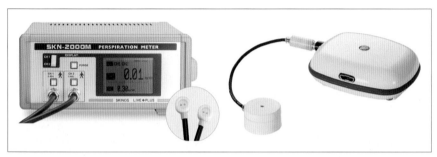

図5. 換気カプセル法(スキノス社 HP より)

時にはヨード紙に 5 分間, 被検部を当てる. コピー用紙はでんぷんを含んでいるため, 汗で濡れた部分はヨウ素でんぷん反応により黒く着色される. 定性的検査であるが, 簡便で掌蹠の発汗評価に有用. 多汗症の治療効果判定に利用できる.

b）シリコンゴム法

歯科で使用されているシリコンゴムを用いて皮膚表面の汗滴のレプリカを作る. 被検部にシリコンを薄く塗布する. シリコンが硬化する数分の間に汗管から放出された汗がシリコンを押し出し, 汗滴の鋳型ができる. 汗滴と皮丘/皮溝が同時に観察できる. 塩原らは, この方法を安静仰臥位の状態で適切な室温, 湿度環境下で行うことで基礎発汗と温熱性発汗の評価を行い, impression mold 法として普及している[7].

3．発汗カメラ(図4)

30～100 倍の拡大画像で発汗拍出の映像をとらえる. 照明により拍出している汗を光の反射で光る点としてとらえ, 撮像素子のピクセル数を定めて, 任意に大きな汗, 小さな汗を設定して記録し, 全体の発汗点数が画像と同時に記録される. 拍出する皮膚上の発汗の位置を x 軸, y 軸で定めて記録し, これに時間軸を加えて三次元画像を作成できる.

4．換気カプセル法(図5)

被検部位に送気装置のついたプローブを固定して用いる. プローブを経由する前の空気湿分とプローブを経由した後の汗を含む空気湿分を 2 つの湿度センサで検出し, その差から単位時間, 単位面積あたりの発汗量(局所発汗量, 単位：mg/ $(cm^2 \cdot min)$)を計測する. 精神性発汗の場合は手掌にプローブを当て, 暗算や深呼吸などを行う. 運動性発汗の場合は前胸部にプローブを当て, ステップ運動などを行う. 後述の QSART でも応用されている.

近年小型化が進み, 換気カプセル法を利用した

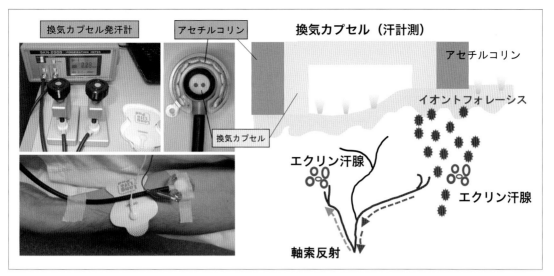

図 6. 定量的軸索反射性発汗試験（QSART）（文献 8 より）

着用可能な発汗計が開発されている．日常生活環境下の温熱性発汗や運動時の発汗を連続してモニタリングできる．

5．定量的軸索反射性発汗試験（quantitative sudomotor axon reflex test；QSART）
（図 6）

主に前腕で施行する．5％（w/v）アセチルコリンを 2 mA の電流でイオントフォレーシスし，皮膚に導入する．導入開始から発汗が確認されるまでの時間（潜時，健常者で 1～2 分）と，開始から 5 分間の累積発汗量（健常者で 0.5～1.5 mg/5 分）を計測する．原理としては真皮に導入されたアセチルコリンによって，直接刺激された汗腺による発汗のほかに，神経末端の分枝を介した発汗が生じ，この発汗を測定する検査方法である．中枢神経を介さない発汗を軸索反射性発汗と呼び，QSART は交感神経節後線維と汗腺自体の機能を評価することができる[8]．

アトピー性皮膚炎では発汗量の低下と，発汗潜時の延長が確認されている．

中枢神経

自律神経の評価には Schellong 試験，head up tilting 試験を行う．Schellong 試験は 10 分間以上安静臥床後に血圧と脈拍を測定し，起立後 1～3 分間隔で数回血圧と脈拍を継時的に測定するものである．健常者では，起立直後は収縮期血圧 10 mmHg 以内の下降，拡張期血圧 5～10 mmHg 程度の上昇がある．脈拍は臥位に比し 10～20/分の増加がみられる．判定は，① 収縮期血圧 21 mmHg 以上の低下，② 脈拍 21 回/分以上の増加，③ 拡張期血圧 5～10 mmHg 以上の低下，④ 脈圧の狭小化 16 mmHg 以上，⑤ ふらつきや吐気などの症状の自覚，を参考に評価する．Head up tilting 試験は，被験者に自立してもらう Schellong 試験に対して，X 線検査の透視台などを用いて受動的に臥位から立位に変換した際の血圧，脈拍の変化，自覚症状をみる．判定法は同様である．

脳実質や脊髄，脊椎，脊椎近傍の器質的疾患は CT，MRI で評価する．

おわりに

近年，世界的に地球温暖化が進み，熱中症が大きな社会問題となっている．発汗低下は熱中症のリスクの 1 つであり，単に加齢によるものだけでなく，無汗を生じる疾患の一症状である可能性がある．

多汗症は，掌蹠多汗症の場合は書類作業や用具を用いた作業を困難にする．腋窩多汗症は体温低下や衣類のシミなど整容面での問題がある．

発汗異常症は QOL を大きく損ねる疾患であるとともに，基礎疾患の一症状の可能性があること

に留意する．発汗異常症の早期診断は，汗に対するより早期の対応を可能にし，隠れた基礎疾患の診断につながる可能性があり，皮膚科の役割は大きい．

文　献

1) 宗次太吉，中里良彦，室田浩之ほか：無汗（低汗）性外胚葉形成不全症の診療手引き．日皮会誌，**128**(2)：163-167，2018.
2) 加納宏行：無汗症の診断・治療のコツ．日皮会誌，**126**(9)：1699-1707，2016.
3) 内山明彦，田子　修，茂木精一郎ほか：後天性全身性無汗症を契機に診断された中枢性尿崩症の1例．臨皮，**67**(9)：681-684，2013.
4) 藤本智子，横関博雄，片山一朗ほか：原発性局所多汗症診療ガイドライン2015年改訂版．日皮会誌，**125**(7)：1379-1400，2015.
5) 村山直也，福地麗雅，鍬塚　大ほか：アポクリン色汗症を疑った一例．発汗学，**26**(2)：56-58，2019.
6) Murota H, Kotobuki Y, Yamaga K, et al：Female child with hematidrosis of the palm：Case report and published work review. *J Dermatol*, **47**(2)：166-168, 2020. doi：10.1111/1346-8138.15179.
7) Vilches JJ, Navarro X：New silicones for the evaluation of sudomotor function with the impression mold technique. *Clin Auton Res*, **12**(1)：20-23, 2002.
8) Kijima A, Murota H, Matsui S, et al：Abnormal axon reflex-mediated sweating correlates with high state of anxiety in atopic dermatitis. *Allergol Int*, **61**：469-473, 2012.

MB Derma, 309：15-21, 2021.

◆特集／どう診る？汗の病気

無汗症の症状—神経内科の観点から—

中里良彦*

Key words：無汗症(anhidrosis)，特発性後天性全身性無汗症(acquired idiopathic generalized anhidrosis)，特発性純粋発汗不全症(idiopathic pure sudomotor failure)，コリン性蕁麻疹(cholinergic urticaria)，ムスカリン性コリン受容体(muscarinic cholinergic receptor)，暑熱順化(heat adaptation)

Abstract 特発性後天性全身性無汗症は稀な疾患と考えられていたが，厚生労働省の特定疾患に指定され，診療ガイドラインが策定されたことから本症と診断される患者が急増している．本症のなかで最も多い特発性純粋発汗不全症(idiopathic pure sudomotor failure；IPSF)は暑熱環境で働き，もともと発汗過多である健常人に発症することが多い．コリン性蕁麻疹を伴うことがあり，ステロイドパルス治療で寛解する．病理所見では汗腺コリン受容体発現が消失，汗腺暗細胞の虚脱が生じている．血清 CEA 値が上昇する．IPSF の病態として暑熱順化による発汗漸減，汗腺コリン受容体の内在化が推定される．

はじめに

2015 年に特発性後天性全身性無汗症(acquired idiopathic generalized anhidrosis；AIGA)が厚生労働省の特定疾患に指定され，診療ガイドラインがインターネット上にも公表された[1)2)]．本症の存在が一般にも認知されるようになり，この数年間で受診患者数が急増している．本症が報告され始めた 1990 年代には稀な疾患と考えられていたが，現在では少なくとも当初考えられていたような極めて稀な疾患ではないことが明らかになった．AIGA は複数の病態によって生じる heterogeneous な疾患群である．我々は，AIGA の中核をなす病状は汗腺のコリン受容体の機能異常によると考え，特発性純粋発汗不全症(idiopathic pure sudomotor failure；IPSF)として報告してきた[3)4)]．本稿では，これまで報告された AIGA の特徴を分析するとともに，我々の考える IPSF の病態について解説する．

性差・発症年齢・職業・発症時期

2015 年の AIGA 診療ガイドライン作成委員会による本邦の大学病院神経内科，皮膚科94施設における過去 5 年間のアンケート調査による AIGA 患者総数は 145 例(男性 126 例，女性 19 例)で，男性優位(87%)であった[1)]．また，発症年齢は 1〜69 歳までの広範囲にわたり，好発年齢は 10〜30 歳代，平均年齢は 30.3 歳(男性 31.0 歳，女性 22.7 歳)である．当科で経験した 67 例では男性 52 例(78%)，女性 15 例(22%)で，平均年齢は男性 31 ±13 歳，女性 34±14 歳であった．性差は初期に考えられていたほど圧倒的な男性優位とはいえない[4)]．また，女性の発症年齢は 16〜65 歳に一様に分布し，若年者に多いわけではない(図 1)．発症前は家屋の解体作業員，ホットヨガのインストラクター，テニス選手，宅配便のドライバー，中華料理人，消防士など発汗機会の多い職業に従事し

* Yoshihiko NAKAZATO，〒350-0495 埼玉県入間郡毛呂山町毛呂本郷 38 埼玉医科大学脳神経内科，教授

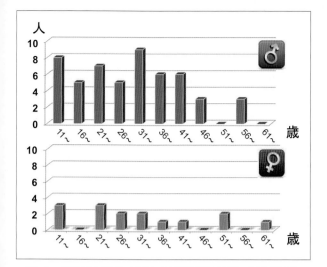

図 1. 当科における AIGA 67 例（男性 52 例，女性 15 例）の発症年齢の分布

ていることが多く，無汗症の発症前はむしろ発汗過多であることが多い．発症時期（季節）は発汗機会が少ない秋から冬季で，春に発汗低下に気づくことが多い．また，発汗機会の多い夏に自然寛解する症例もある[4]．

無汗の範囲

本症は「全身性無汗症」とはいうものの，手掌・足底，前額部，腋窩は障害されにくく発汗が残存する．発汗障害の程度も一様ではなく，四肢は完全無汗，体幹は低汗であることが多い[4]．発汗が改善するときには体幹部から回復する．四肢，体幹が無汗になると発汗が残存している顔面が代償性に多汗になることがある．同様に手掌・足底が多汗となった（掌蹠多汗症）とする報告がある[5]．また，無汗症に対するステロイドパルス治療後に全身性多汗に転じることもある[6]．一般に男性に比し女性は軽症で無汗範囲が少ない．

コリン性蕁麻疹と疼痛発作

AIGA の 57％で発汗誘発時にコリン性蕁麻疹や疼痛発作が生じる[4)7]．コリン性蕁麻疹は発汗誘発時に生じる小型の膨疹もしくは紅斑である．コリン性蕁麻疹の出現する皮膚表面には瘙痒や疼痛発作が生じる[8)9]．皮膚冷却することで数分～数十分でコリン性蕁麻疹，疼痛は消失する．コリン性蕁麻疹患者が経過中に全身性の無汗，低汗を発症す

ることがあり，この場合は「無汗性（低汗性）コリン蕁麻疹」として報告されている[9]．コリン性蕁麻疹の出現場所は前胸部や背部などで，完全無汗ではなく低汗である体幹部が多い．手掌・足底を含む全身性無汗の重症例ではコリン性蕁麻疹は認めない．コリン性蕁麻疹の有無と低汗・無汗の程度，部位と範囲によって重症度 stage Ⅰ～Ⅳに分類できる（図 2）．これは汗腺，肥満細胞のコリン受容体発現量と身体各部位の発汗能によって説明できる（後述）．通常はコリン性蕁麻疹出現部位に一致して疼痛を伴うが[8)9]，紅斑を欠く少し大きめの膨疹のみで疼痛や痒みを伴わない症例や，同一症例でも途中で疼痛が消失し蕁麻疹だけが出現するようになった症例がある．

検査所見

血清 carcinoembolic antigen（CEA）高値が特徴的である．血清 CEA 値は胃癌，大腸癌，肺癌などの腺組織由来の腫瘍マーカーとして汎用されているが，近年，AIGA においても血清 CEA 値が高値を認めることが示された[10)~12]．基準値 5 ng/mL を超えた症例は 64％（22 例中 14 例，平均値 13.5 ng/mL）～82％（17 例中 14 例，1.1～94.8 ng/mL（平均値 17±22）と高率に認める[4)10]．また，血清 CEA 値は発汗状態と関連し，無汗期 CEA 値は 1.1～94.8 ng/mL（17±22），寛解期 0.8～12.5（5±4）で無汗期が有意に高値（p<0.05）を示す[4]．AIGA 発症前から血清 CEA 値の経過を観察し得た症例では，血清 CEA 値は無汗の程度に一致して変動しており，個々の症例においては血清 CEA 値が病勢の指標になる可能性がある[11)12]．ただし，コリン性蕁麻疹のみで発汗が正常な時期，AIGA で治療により発汗が正常に回復した後でも血清 CEA 高値を認めることがある．また，血清 IgE が高値を示す症例が多く，2006 年のまとめでは検査された 37 例中 16 例（43％）で高値を認めている[7]．皮膚交感神経活動は正常～亢進しているが，定量的軸索反射試験は無反応[13]であることから病巣は汗腺側にあると考えられる．

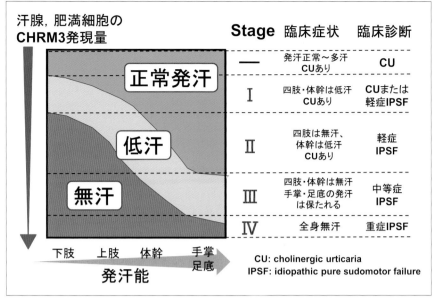

図 2. CHRM3 発現量と身体各部位の発汗能の関係と IPSF の stage 分類
図の下方に向かうほど汗腺・肥満細胞の CHRM3 発現量は低下，図の右方に向かうほど
発汗能が高い.

皮膚病理所見

AIGA の光顕 HE 染色では汗腺の萎縮，汗孔に角栓を認める症例は少ない．多くは正常か，汗腺周囲に軽度のリンパ球浸潤を認めることはあるが，構造的な異常はないとする症例がほとんどである[1)2)11)]．コリン受容体(muscarinic cholinergic receptor M3；CHRM3)染色では無汗部位の汗腺細胞で CHRM3 は全く発現せず，低汗部位では軽度発現することが報告されている[14)15)]．無汗期に CHRM3 発現が全くなくても，ステロイドパルス後の発汗回復期には CHRM3 が正常に発現していることが確認されている[8)]．さらに，汗腺細胞と同様に肥満細胞でも CHRM3 が無汗部位で発現消失，低汗部位での低発現が観察されている[14)]．さらに，無汗部位ではアセチルコリンエステラーゼ活性低下を認める[15)]．これまで本症では汗腺に構造上の異常はないとされてきたが，近年になって AIGA の光顕 HE 染色で汗腺分泌細胞の長さが，無汗部位では有汗部位に比して有意に短縮していることが指摘された[16)17)]．さらに，抗 dermcidin 抗体による免疫組織染色で無汗部の dermcidin の発現が有汗部やコントロールに比し低下～消失し

ていることが確認された[16)18)]．また，治療前には dermcidin 発現消失，治療後に発汗が回復すると dermcidin 発現も回復することが示された[19)]．Dermcidin はエクリン汗腺より分泌される抗菌ペプチドの 1 つで暗細胞の細胞質に発現するため，暗細胞のマーカーと考えられており，dermcidin の発現消失は暗細胞の障害が示唆される．ただし，暗細胞自体は破壊，消失はしておらず，電子顕微鏡検査では光顕で認めた汗腺分泌細胞の短縮に一致した部位で暗細胞の収縮と細胞内の dermcidin を含む顆粒放出が確認されている[16)17)]．しかし，汗腺細胞における CEA 発現の程度は症例によって一定せず，局所の CEA 発現と血清 CEA 値上昇の程度は相関しない[18)]．

治 療

過去に報告された 100 例以上の報告のうち半数以上でステロイド治療に関する記載があり，そのほとんどで寛解が得られている[1)7)]．ステロイドの有効性を検討した無作為化比較試験の報告はないが，多数の症例報告の知見からは推奨される治療と考えられる[1)2)]．過去の報告で施行されているステロイド治療の内容は，ステロイド・パルス療法

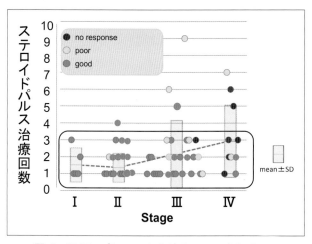

図 3. IPSF の各 stage におけるステロイドパルス
治療回数と治療効果の関係

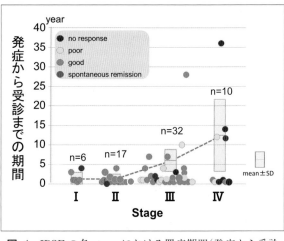

図 4. IPSF の各 stage における罹病期間（発症から受診
までの期間）とステロイドパルス治療効果の関係

単独，パルス療法後に後療法としてプレドニン®
内服治療の追加，ステロイド内服治療単独などで
ある[1)2)4)]．パルス療法としては，メチルプレドニ
ゾロン（500〜1,000 mg/日）の 3 日間点滴静注を
1〜2 クール行っている報告が多い[4)]．パルス療法
に後療法を行った報告では 30〜60 mg/日のプレ
ドニゾロンを経口投与しているものが多い．ステ
ロイド経口単独治療の場合はプレドニン® を連日
30〜60 mg 投与後に漸減していく報告が多いが，
2.5〜5 mg 連日と，ごく少量で開始して改善がみ
られた症例も報告されている[4)]．治療効果の発現
時期については，パルス治療の場合は，しばしば
治療開始直後〜数日後といった，かなり早い時期
から改善がみられる．発汗のみならずコリン性蕁
麻疹，疼痛発作にも有効性がある[7)8)]．パルス療法
はあまり期間を開けず，7〜10 日間隔で連続して
行うと効果がある．1 回で効果が認められない場
合も複数回パルス治療を行い寛解した症例がある
ので，3 回までは繰り返すことが推奨される（図
3）[4)]．コリン性蕁麻疹を伴う軽症例ではステロイ
ド反応性は良好であるが，発汗部位が広範囲で手
掌発汗も消失している重症例ではステロイドの反
応性は悪い（図 3）[4)]．また，発症から治療開始まで
の期間は短く，軽症例（stage Ⅰ，Ⅱ）が寛解しや
すい傾向にあるが，25 年以上経過して寛解した
stage Ⅲの症例もある（図 4）[4)]．ステロイドパルス
療法のクール数，投与間隔，後療法の適否につい

ては一定の見解はない．ステロイドの適正な投与
量，投与法についてのエビデンスはなく，今後の
検討が必要である．長期予後については明らかに
されていないが，ステロイド治療終了後も寛解が
維持される症例もあれば，発汗機会が減る冬季に
再発する症例もある．夏季に治療を行ったほうが
寛解しやすく，冬季でのステロイド反応性は悪
い[19)]．夏季に自然寛解する症例もあることから，
治療を行うか否かは無汗症の重症度，季節も加味
したうえで患者と相談し決定している．
　以上，まとめると AIGA として報告された症例
の多くは画一的で以下のような特徴を示すといえ
る[1)4)7)]．① 男性優位に発症する．男性は青年期に
多いが，女性の好発年齢はない．② 無汗症の発症
前には多汗である．③ 手掌・足底，前額部，腋窩
の発汗は保たれる[20)]．④ 四肢の発汗障害は高度で
あるが体幹は低汗で，改善するときも体幹から改
善する．⑤ 女性例は軽症で体幹に発汗が残存す
る[21)]．⑥ 発汗誘発時に低汗部にコリン性蕁麻疹，
疼痛発作を伴う．⑦ 自然寛解（夏），増悪（冬）する
ことがある．⑧ ステロイドパルス治療が有効で即
効的に著効する症例がある．本症ではなぜ青年期
男性に多いのか，なぜ手掌・足底など特定の部位
が障害を逃れるのか，なぜコリン性蕁麻疹を伴う
のか，なぜ自然寛解するのか，なぜ夏に寛解，冬
に増悪するのか，なぜステロイドが有効なのか，
などの疑問について，次項では我々の提唱する

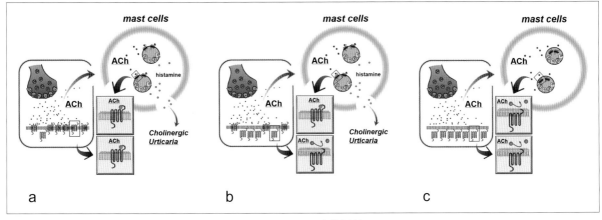

図 5. IPSF の病態仮説

a：コリン性蕁麻疹．汗腺 CHRM3 発現は軽度低下しており，交感神経末梢から放出された過剰な ACh は肥満細胞 CHRM3 に結合し，コリン性蕁麻疹を誘発する．

b：コリン性蕁麻疹を伴う IPSF（stage Ⅰ，Ⅱ）．汗腺 CHRM3 の発現は中等度低下しており，ACh は汗腺 CHRM3 に結合できず，低汗〜無汗になる．Overflow した ACh は肥満細胞 CHRM3 に結合し，コリン性蕁麻疹を誘発する．

c：コリン性蕁麻疹を伴わない IPSF（stage Ⅲ，Ⅳ）．汗腺，肥満細胞 CHRM3 発現はともに高度に低下しており，ACh は CHRM3 に結合できず無汗になり，コリン性蕁麻疹も出現しない．

IPSF の病態仮説をもとに解説する．

IPSF の病態仮説

我々は，前項に示すような特徴的な臨床的特徴を示す AIGA は汗腺コリン受容体（CHRM3）の機能異常により生じると考え IPSF として報告した．後に IPSF では発汗障害の程度に応じて汗腺 CHRM3 発現が低下，消失していることが明らかになり，CHRM3 発現消失が無汗の本態と推定した[3)4)]．ただし，ほとんどの症例で抗 CHRM3 抗体がないこと，発汗回復後より直ちに CHRM3 が発現することから受容体が破壊されているわけではなく，内在化（internalization）していると考えられる（図5)[4)]．発汗系交感神経から放出されるアセチルコリンは汗腺 CHRM3 に結合し発汗が誘発される．CHRM3 は代謝調節型の受容体で G タンパク質共役型受容体である．一般に受容体作動薬による受容体の感受性低下，すなわち脱感作現象（desensitization）は，細胞表面における受容体発現レベルの低下に起因するものと説明されている．特に G タンパク質共役型受容体ファミリーの場合については，G タンパク質共役型受容体のリン酸化と，それに続く細胞内活性調節タンパク質との結合の結果，受容体の細胞膜内への移行と，

それに付随して生じる細胞質内への移動（internalization）が重要とされている．近年，減汗性コリン性蕁麻疹において，無汗部では汗腺 CHRM3 発現消失，低汗部では発現低下していることが報告され，無汗の程度は汗腺 CHRM3 発現量に依存することが確認された．また，汗腺のみならず肥満細胞にも CHRM3 が存在し，コリン性蕁麻疹で肥満細胞の CHRM3 発現が低下していることが報告された[22)]．この結果，コリン性蕁麻疹の出現は肥満細胞の CHRM3 の発現量に依存し，汗腺，肥満細胞で発現量が高度に低下する部位は無汗で蕁麻疹も出現しないが，発現低下が軽度の部位は低汗となり，汗腺 CHRM3 に結合できないアセチルコリンが肥満細胞の CHRM3 に結合する結果，コリン性蕁麻疹が出現すると推定される（図2,5)[8)22)23)]．同時にアセチルコリンが感覚神経を刺激することで疼痛も生じる．近年，多くの AIGA において電子顕微鏡で暗細胞の収縮，空胞化に加えて[16)17)]，明細胞の浮腫性変化が報告された[24)]．明細胞間には細胞間小管が存在していることから，細胞間小管の破壊による CEA の血中流出から高 CEA 血症が生じると推定された[24)]．ただし，前述したように本症が自然寛解することやコリン性蕁麻疹を伴うことなどの臨床的特徴を考慮すると，汗腺細胞

障害が primary で主要な変化とは考えにくく，CHRM3 内在化が二次的に汗腺細胞の形態的変化を引き起こすのかもしれない．

　IPSF は暑熱環境で働く若年男性に多い．これは男性ホルモンの影響というよりは，本症が発汗過多である健康成人に発症することを反映した結果に過ぎない．女性は体温調整における発汗への依存が少ない（発汗量が少ない）ため患者は少ない．発症前に環境や職業上の理由などで発汗過多であった人が発症しやすい．IPSF がもともと発汗過多の健常人に多く発症することは，CHRM3発現消失（internalization）に暑熱順化が関与していると考えれば説明可能である[4)23)]．暑熱順化とは暑熱環境に応じて発汗機能が変化することで，順化までの時間によって短期暑熱順化と長期暑熱順化に分けられる．1 日数時間の暑熱負荷を加え続けると 7〜10 日で発汗機能が亢進する（短期暑熱順化）．一方，長期に暑熱環境に曝されると発汗機能が逆に減退してくる（長期暑熱順化）．熱帯地方のヒトや長期運動鍛錬者では暑熱環境や運動時の発汗量が少なくなることが知られている（発汗漸減：hidromeiosis）．この発汗漸減には中枢性要因のほか，汗腺の機能変化も考慮される．汗腺自体の発汗能の変動は CHRM3 の機能的変化，特に CHRM3 の内在化説で説明できる．すなわち，IPSF では長期にわたる強い発汗刺激が持続した結果，暑熱順化により過度な CHRM3 内在化が生じ，無汗状態が誘発されたとするものである[4)23)]．冬季に発症しやすい理由は，冬季には発汗刺激が少なく，夏季に暑熱順化により過度に内在化したCHRM3 が回復しにくい状態が持続するためと考えられる．軽症例では，夏季になり発汗刺激が加わると CHRM3 が再び発現し自然寛解することがある．また，発汗機会の減る冬季に再発することもあり，持続的な発汗刺激（発汗トレーニング）をすることで再発を防げる．暑熱順化による発汗機能の変化は季節変動によっても認められる（季節順化）．体温上昇に伴う発汗量の増加は冬に比較し夏で大きい．IPSFが特に日本人に多い理由は，寒暖の差（四季）がある日本の気候が関係するのかもしれない．本症の発汗低下は全身均一ではなく，四肢に比較し体幹部は障害が軽度である．これは暑熱順化による発汗量の変化は身体各部位で異なり，体幹部に比較し四肢で高いことが関係している可能性がある[23)]．

　コリン性蕁麻疹と IPSF は同一スペクトラム上の病態で，身体のどこに発汗低下と蕁麻疹が出現するかは汗腺，肥満細胞の CHRM3 発現量と身体各部位の発汗能と暑熱順化で説明できる（図2）[4)]．本症で特徴的な，手掌・足底の発汗が障害されない理由は，手掌・足底は発汗能が高い部位であることに加えて，同部位は精神性発汗が生じる部位であり，そもそも暑熱順化が起こらないためと思われる．ステロイドパルスが著効，即効する症例があることは汗腺の組織障害説，汗腺抗体説では説明できず，ステロイドが CHRM3 発現を促進することで発汗が回復すると考えられる．コリン性蕁麻疹，疼痛発作については発汗誘発刺激で交感神経終末から放出されたアセチルコリンが CHRM3の消失した汗腺に作用できず，過剰なアセチルコリンが肥満細胞の CHRM3 に結合しヒスタミンを遊離することでコリン性蕁麻疹が誘発されると説明できる（図5）[4)9)15)23)]．以上，AIGA の中核的疾患と考えられる IPSF の病態と臨床症状について解説した．

まとめ

　AIGA は生活，仕事の制限が生じ QOL を損なう疾患である[25)]．本症の存在を知っていれば診断は比較的容易でステロイドパルス治療が有効である．治療方針は年齢，症状を考慮し，治療開始時期，治療回数を含めて患者ごとに相談して決定する必要がある．

文　献

1) 「特発性後天性全身性無汗症診療ガイドライン」作成委員会：特発性後天性全身性無汗症診療ガイドライン改訂版．自律神経，**52**：352-359，2015．

2) Munetsugu T, Fujimoto T, Oshima Y, et al: Revised guideline for the diagnosis and treatment of acquired idiopathic generalized anhidrosis in Japan. *J Dermatol*, **44**: 394-400, 2017.

3) Nakazato Y, Tamura N, Ohkuma A, et al: Idiopathic pure sudomotor failure: Anhidrosis due to deficits in cholinergic transmission. *Neurology*, **63**: 1476-1480, 2004.

4) 中里良彦: 特発性純粋発汗不全症の臨床的特徴. 自律神経, **55**: 86-90, 2018.

5) Kong YL, Tey HL: Palmoplantar hyperhidrosis: A paradoxical presentation of acquired idiopathic generalized hypohidrosis. *Indian J Dermatol Venereol Leprol*, **83**: 480-481, 2017.

6) 中里良彦, 田村直俊, 奥田理沙ほか: Idiopathic pure sudomotor failure 治療後に全身性多汗症となった1例. 発汗学, **26**: 47-48, 2020.

7) 中里良彦: 特発性無汗症. Annual Review 神経, 中外医学社, pp. 309-317, 2006.

8) 中里良彦, 二宮充喜子, 田中　愛ほか: コリン性蕁麻疹および idiopathic pure sudomotor failure の病態—とくに汗腺 AChM3 受容体発現と無汗部位の分布について—. 自律神経, **51**: 115-120, 2014.

9) 戸倉新樹: 減汗性コリン性蕁麻疹と AIGA. 発汗学, **25**: 2-5, 2018.

10) Honma M, Nozaki H, Nagahata H, et al: Serum carcinoembryonic antigen specifically increases among various serum markers of adenocarcinoma in hypohidrosis or conditions related to hypohidrosis. *J Dermatol*, **44**: 903-908, 2017.

11) Honma M, Iimura S, Kanno S, et al: Serum carcinoembryonic antigen (CEA) as a clinical marker in acquired idiopathic generalized anhidrosis: a close correlation between serum CEA level and disease activity. *J Eur Acad Dermatol Venereol*, **30**: 1379-1383, 2016.

12) Nakazato Y, Tamura N, Ikeda K, et al: A case of idiopathic pure sudomotor failure associated with prolonged high levels of serum carcinoembolic antigen. *Clin Auton Res*, **26**: 451-453, 2016.

13) Nakazato Y, Tamura N, Ohkuma A, et al: QSART in Idiopathic Pure Sudomotor Failure. *Clin Auton Res*, **15**: 414-416, 2005.

14) Sawada Y, Nakamura M, Bito T, et al: Cholinergic urticaria: studies on the muscarinic cholinergic receptor M3 in antidrotic and hypohidrotic skin. *J Invest Dermatol*, **130**: 2683-2686, 2010.

15) Sawada Y, Nakamura M, Bito T, et al: Decreased expression of acetylcholine esterase in cholinergic urticaria with hypohidrosis or anhidrosis. *J Invest Dermatol*, **134**: 276-279, 2014.

16) 佐野健司: 特発性後天性全身性無汗症における自己抗体の探索と汗腺暗細胞形態変化. 神経内科, **88**: 246-252, 2018.

17) Sano K, Asahina M, Uehara T, et al: Degranulation and shrinkage of dark cells in eccrine glands and elevated serum carcinoembryonic antigen in patients with acquired idiopathic generalized anhidrosis. *J Eur Acad Dermatol Venereol*, **31**: 2097-2103, 2017.

18) 佐野健司, 朝比奈正人: 特発性後天性全身性無汗症 (Acquired idiopathic generalized anhidrosis: AIGA) における自己抗体の探索と汗腺暗細胞形態変化, および皮膚移植片対宿主病との類似性. 自律神経, **55**: 100-106, 2018.

19) Iida T, Nakamura M, Inazawa M, et al: Prognosis after steroid pulse therapy and seasonal effect in acquired idiopathic generalized anhidrosis. *J Dermatology*, 2020. doi: 10.1111/1346-8138.15666.

20) Iwamura E, Fujimura T, Tanita K, et al: Acquired Idiopathic Generalized Anhidrosis: An Immunohistopathological Investigation of Periglands Infiltrated with Immunoreactive Cells. *Acta Derm Venereol*, **95**: 743-744, 2015.

21) 矢島沙織, 二宮充喜子, 中里良彦ほか: Idiopathic pure sudomotor failure 女性例の特徴. 発汗学, **18**: 41-42, 2001.

22) 戸倉新樹: コリン性蕁麻疹に伴う発汗異常とアセチルコリン受容体発現異常. 発汗学, **20**: 29-32, 2013.

23) 中里良彦: 特発性後天性全身性無汗症. Annual review 神経, 中外医学社, pp. 291-298, 2019.

24) 佐野健司, 朝比奈正人, 荒木信之ほか: 特発性後天性全身性無汗症の汗腺明細胞形態変化について. 第28回日本発汗学会総会(会), 一般演題3-3, p. 52, 2020.

25) Munetsugu T, Fujimoto T, Satoh T, et al: Evaluation of the Correlation between Severity of Acquired Idiopathic Generalized Anhidrosis and Quality of Life Scores. *J Dermatol*, **44**: 747-752, 2017.

MB Derma, 309：22-26，2021.

◆特集／どう診る？汗の病気

無汗症の患者動向と治療

宗次太吉*

Key words：特発性後天性全身性無汗症(AIGA)，汗アレルギー(sweat allergy)，コリン性蕁麻疹(cholinergic urticaria)，暑熱順化(heat adaptability)，アセチルコリン受容体(acetylcholine receptor)

Abstract 特発性後天性全身性無汗症(AIGA)の診断に際しては続発性無汗症を除外する必要があり，代表的な疾患と，鑑別に注意を要する疾患について概説する．AIGA ではコリン性蕁麻疹を合併する例が多いが，実際は汗アレルギー型コリン性蕁麻疹と診断される例も稀ではなく，両者の症状，発症機序，治療についてまとめた．AIGA のステロイドパルス療法の有効性を検討したところ，秋から冬にかけて治療効果が低い結果となった．発汗のしやすさの季節的変動はアセチルコリン受容体発現の変動によるものと考えると，秋から冬にかけては汗腺のアセチルコリン受容体の発現が減少し，ステロイドパルス療法の効果が低くなる可能性が考えられた．

無汗症の分類

　無汗症は先天性と後天性に分類される[1]（図1）．先天性無汗症のなかで，無汗(低汗)性外胚葉形成不全症，先天性無痛汗症については本誌の下村の稿で解説されている．Fabry病は，αガラクトシダーゼ A の欠損により糖脂質が全身の様々な組織に進行性に沈着する先天性代謝異常症である[2]．古典型 Fabry 病の初発症状は発汗障害と疼痛であり，無汗症の精査から診断に至る症例が皮膚科からも複数報告されており，早期の酵素補充療法により腎障害，心障害，脳血管障害などの不可逆的な症状を回避することができるため無汗症の重要な鑑別疾患であるといえる．

　一方，後天性全身性無汗症は続発性の発汗障害と原因不明の特発性後天性全身性無汗症(acquired idiopathic generalized anhidrosis；

AIGA)に分類される[1]．続発性・症候性無汗症を起こす病態については，表1のような病態が挙げられる．このなかで自己免疫性自律神経節障害(autoimmune autonomic ganglionopathy；AAG)は，様々な経過や症状を含めた自律神経ニューロパチーの包括的な概念とされており，起立性低血圧を初発症状とし，便秘，排尿障害(尿閉)，発汗障害，眼球・口腔内の乾燥がみられることが多い[3]．抗 ganglionic アセチルコリン受容体抗体が約半数に検出されることが特徴で，自律神経障害を伴う無汗症の鑑別として重要と考えられる．続いて続発性の無汗症としては薬剤の関与を否定する必要があるが，無汗を誘発し得る薬剤は多数あるため，患者の内服薬について文献 4)(表2)や薬剤の添付文書により除外していく必要がある．後天性続発性無汗症の病態の1つとして small fiber neuropathy は，末梢神経のなかでも細い線維($A\delta$ 線維と C 線維)が障害されることにより，疼痛・しびれ・温痛覚異常・自律神経障害が生じる病態であり，原因疾患は糖尿病，アミロイドーシ

* Takichi MUNETSUGU，〒113-8510 東京都文京区湯島 1-5-45　東京医科歯科大学大学院医歯学総合研究科皮膚科学分野，講師

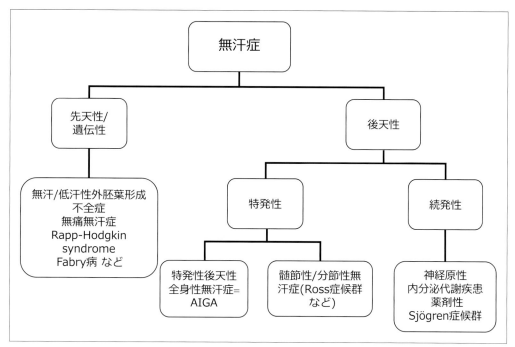

図 1. 無汗症の分類（文献 1 より）

表 1. 続発性・症候性無汗症を起こす病態

> **交感神経障害**
> ・Horner 症候群，脳幹（視床下部）・脊髄障害，パーキンソン病，多系統萎縮症，多発性神経炎（糖尿病性・アルコール性），自己免疫性自律神経節障害（AAG）
> **皮膚疾患に伴うもの**
> ・アトピー性皮膚炎，脂漏性皮膚炎，紅皮症，乾癬・扁平苔癬，魚鱗癬
> **汗腺の障害（萎縮）**
> ・シェーグレン症候群，強皮症，日光弾力線維症
> **内分泌・代謝異常**
> ・視床下部障害（尿崩症など），甲状腺機能低下症，糖尿病
> **薬剤性**
> ・抗ムスカリン作用薬，抗けいれん薬など

ス，サルコイドーシスなど多岐に及ぶ[5]．一般的な末梢神経障害でみられる神経学的所見は乏しく，腱反射の低下が目立たず，触覚や深部感覚は保たれ，筋力も保たれることが多いため注意を要する．

特発性分節性無汗症（ISA）は毛様体神経節や後根神経節の障害により生じ，そのなかでも Ross 症候群は，緊張性瞳孔，腱反射の低下もしくは消失，分節性無汗を三主徴とする慢性疾患と定義されている[6]．Harlequin 症候群は片側顔面の紅潮，発汗過多を主体とし，紅潮とは反対側の交感神経障害が認められ，頸部腫瘤，肺尖部腫瘍など症候性に生じるほか，特発性も多い[7]．

AIGA と汗アレルギー

1．疫　学

これまでに AIGA の疫学調査の報告はなく有病率は不明である．性差については 8 割ほどが男性であり際立っている[1]．発症年齢は 40 歳代がピークで，幼児から 70 歳代までのあらゆる年齢で発症する可能性がある[1]．2013 年に AIGA ガイドラインの初版[8]が公表され，2015 年 7 月には厚生労働省が定める指定難病に指定された．これらを契機として疾患の認知度が向上し，指定難病の受給者証所持者数は 2015 年度に 46 名であったが，2019 年度には 243 名まで増加しており，今後も増加が

表 2. 無汗を誘発し得る内服薬（文献 4 より）

抗ムスカリン作用
- 抗コリン薬（グリコピロレート，ヒヨスチアミン，スコポラミン，プロパンテリン，ジシクロベリン，ベラドンナ，アトロピン）
- 抗ヒスタミン薬（シプロヘプタジン，ジフェンヒドラミン，プロメタジン）
- 三環系抗うつ薬（デシプラミン，アミトリプチリン，ドキセピン，イミプラミン，ノルトリプチリン，プロトリプチリン）
- 抗精神病薬および制吐薬（クロルプロマジン，クロザピン，オランザピン，チオリダジン，クエチアピン）
- 抗めまい薬（メクロジンスコポラミン）
- 膀胱鎮痙薬（ダリフェナシン，オキシブチニン，ソリフェナシン，トルテロジン）
- 胃抗分泌薬（プロパンテリン）

炭酸脱水酵素阻害
- 抗てんかん薬（ゾニサミド［エクセグラン®］，トピラマート［トピナ®］）

中枢性抗コリン作用
- 抗てんかん薬（カルバマゼピン）

中枢アドレナリン作用
- 降圧薬（クロニジン）

脊髄興奮性介在ニューロンの抑制
- 筋弛緩薬（シクロベンザプリン，チザニジン）

視床下部設定値の上昇，カルシウムチャネル拮抗作用
- オピオイド（フェンタニル，ヒドロコドン，メタドン，モルヒネ，オキシコドン）

アセチルコリンのシナプス前放出を阻害
- ボツリヌス毒素

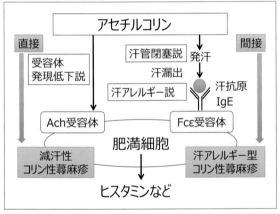

図 2. コリン性蕁麻疹におけるアセチルコリンの直接および間接関与説（文献 10 より）

見込まれている．

2．症　状

AIGA は全身の広範囲が無汗であるため，暑熱環境下においてうつ熱や熱中症を生じることがあり，夏季には外出ができなくなることもある．また半数以上の症例で，発汗が誘発される際に全身にチクチクした痛みを伴う鳥肌様の膨疹を呈するコリン性蕁麻疹（cholinergic urticaria；CU）を合併する．CU は冬季に増悪することが多く，屋外と室内の気温差や緊張状態でも誘発され，通勤通学が困難な症例も稀ではなく，重症例では QOL

の著しい障害が認められる[9]．また，発汗誘発時に発汗低下がなく CU を生じる場合，CU として非典型的な痒みを生じる場合，アトピー性皮膚炎を合併した CU の場合には，汗アレルギーの関与も想定される．発汗誘発時に強い CU を生じる場合に，自ら発汗を誘発する行為（運動など）を中断するため無汗症と診断されていることがある．女性のアトピー性皮膚炎患者で眼瞼の血管性浮腫を伴った CU の重症型が報告されている（福永の稿を参照）．

3．病　態

汗腺の分泌メカニズムを基に AIGA の障害部位は，① 発汗神経障害，② 特発性汗腺不全，③ 特発性純粋発汗不全（idiopathic pure sudomotor failure；IPSF）に分類されてきたが[1]，① は報告がなく，② は稀であることからほとんどの AIGA は ③ IPSF と考えられてきた．一方で発汗誘発時に CU を生じる患者に対し AIGA を疑って精査したところ，CU に耐えて負荷をかけると全身に発汗を認め，皮内反応検査で汗アレルギー型 CU と診断される症例もあることから両者の鑑別には注意する必要がある．本稿では従来の ③ と汗アレルギーを包括した戸倉の CU の発症機序[10]を基に病態を整理したい（図2）．まず AIGA に合併する CU

は，減汗性CUと同一と考えられ，大多数の患者では自己汗の皮内テストは陰性であり，汗アレルギーを有していない．機序としては汗腺のアセチルコリン受容体（AchR）の発現低下または内在化により，発汗系交感神経から分泌されたアセチルコリンが過剰となり，汗腺の周囲に漏れ出ることで肥満細胞が脱顆粒しヒスタミンを放出すると考えられる[11]．対して汗アレルギー型CUは，汗管閉塞などにより汗が体表に出る前に真皮内に漏れ出し，汗中に含まれる体表由来のアレルゲンに反応して肥満細胞が脱顆粒する機序が考えられている．この際のアレルゲンとしては，マラセチアに由来する菌体成分（MGL_1304）が有力視されている[12]．

4．診断と検査

AIGAは，① 明らかな原因なく後天性に非髄節性の広範な無汗/減汗（発汗低下）を呈するが，発汗以外の自律神経症候および神経学的症候を認めないことと，② ミノール法などによる温熱発汗試験で全身の25%以上の範囲に無汗を認めることにより診断する[1]．またスクリーニングとして，定量的軸索反射性発汗試験（QSART），皮膚組織検査，自律神経検査［起立性低血圧（シェロングテスト），心電図RR間隔変動係数（CVRR），緊張性瞳孔，心筋交感神経シンチなどの組み合わせによる］，血液検査（甲状腺機能，シェーグレン症候群など），尿検査（マルベリー小体）を行い，先に挙げた続発性無汗症やFabry病を否定する．無汗部の面積，CUの面積，熱中症の症状によって重症度判定を行うが[1]，中里は，AIGAでは四肢に比べて体幹や掌蹠の発汗は病状が進行しても保たれることから発汗の残存部位による病期分類を提唱している（中里の稿を参照）．さらに，血清 carcinoembryonic antigen（CEA）値は病勢に一致して変動するため有用な指標と考えられる[13]．汗アレルギーが疑われる場合には自己汗による皮内反応検査を考慮する．

5．治　療

AIGAの治療はステロイドパルス療法が中心となる．ステロイドパルス療法のクール数と後療法

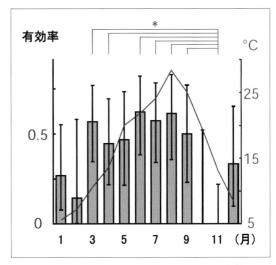

図3．AIGAに対するステロイドパルス療法の月別有効性（文献14より）

については一定の見解はないが[1]，当科ではおおむね4クール，最大でも6クールを目途に投与している．我々は共同研究施設とともにAIGAに対するステロイドパルス療法の有効性について検討した[14]．総計157症例中124症例でステロイドパルス療法は実施され，有効率は再燃も考量すると約6割であった．月別にパルス治療の有効率をみると，興味深いことに春から夏にかけて有効率が高いものの，10月以降は治療効果が乏しいという傾向があった（図3）．短期暑熱順化は春から夏への季節的変動で発汗がしやすい状態に体が順応していくことを示し，反対に脱順化では秋から冬にかけて発汗が少なくなり，汗腺の機能も低下していくが，秋から冬にかけての脱順化はAchRの発現が低下していく過程と考えると，その時期にはステロイドパルス療法が効きづらい可能性がある．したがって季節性変動を考慮して，軽症例では春から夏にかけて自然軽快も期待できるためステロイドパルス療法を猶予することも考えられる．また，運動や入浴による発汗トレーニングは適度な発汗刺激が脱順化を予防すると考えられ推奨される．その他，抗ヒスタミン薬の投与は発汗刺激の際の肥満細胞の脱顆粒を抑えるとともに，ヒスタミン自体が汗腺の発汗抑制因子であるため，抗ヒスタミン薬による発汗誘発が期待できる[15]．

疼痛の強い CU を合併した AIGA は難治であり冬季に増悪する．抗ヒスタミン薬やステロイドパルス療法は奏効せず中等量のステロイド内服が試みられることがあるが，近年エチゾラムとクロナゼパムが有効であった症例が報告[16]され，自験例でもガバペンチンが有効であった症例を複数経験しており，新たなアプローチとして神経障害性疼痛治療薬が CU の疼痛抑制に有効な可能性があり注目される．

汗アレルギー型 CU の治療として非鎮静性抗ヒスタミン薬や H_2 受容体拮抗薬（ラフチジン）の併用は有効と考えられる．発汗トレーニングによる減感作療法も有効であり，難治例では自己汗または精製汗抗原による減感作療法も考慮される．また抗 IgE モノクローナル抗体製剤であるオマリズマブによる治療も試みられている（福永の稿を参照）．

文　献

1) Munetsugu T, Fujimoto T, Oshima Y, et al：Revised guideline for the diagnosis and treatment of acquired idiopathic generalized anhidrosis in Japan. *J Dermatol*, **85**：394-400, 2017.
2) 衛藤義勝，小室一成，辻　省次ほか：ファブリー病診断治療ハンドブック改訂第3版，イーエヌヌメディックス，2018.
3) Kato K, Namiki T, Yokozeki H：Acquired anhidrosis in a case of autoimmune autonomic ganglionopathy. *J Dermatol*, **44**：e36-e37, 2017.
4) Cheshire WP, Fealey RD：Drug-induced hyperhidrosis and hypohidrosis：incidence, prevention and management. *Drug Saf*, **31**：109-126, 2008.
5) Nakamura M, Namiki T, Munetsugu T, et al：Image Gallery：Acquired anhidrosis associated with alcohol-related peripheral neuropathy, a potential cause of anhidrosis due to reduced innervation of eccrine glands. *Br J Dermatol*, **180**：e35, 2019.
6) 鈴木瑠美，沖山奈緒子，宮崎安洋ほか：【体幹の皮膚病—炎症性】＜臨床例＞多汗を主訴とした Ross 症候群と Sjögren 症候群，橋本病の合併例．皮膚病診療，**35**：477，2013.
7) 片桐正博，並木　剛，横関博雄：左顔面の多汗を主訴とした harlequin 症候群の1例．臨皮，**75**：49-54，2021.
8) 中里良彦，佐藤貴浩，朝比奈正人ほか：特発性後天性全身性無汗症診療ガイドライン．自律神経，**50**：e67-e74，2013.
9) Munetsugu T, Fujimoto T, Satoh T, et al：Evaluation of the correlation between severity of acquired idiopathic generalized anhidrosis and quality of life scores. *J Dermatol*, **44**：747-752, 2017.
10) Tokura Y：Direct and indirect action modes of acetylcholine in cholinergic urticaria. *Allergol Int*, **70**：39-44, 2021.
11) Sawada Y, Nakamura M, Bito T, et al：Decreased expression of acetylcholine esterase in cholinergic urticaria with hypohidrosis or anhidrosis. *J Invest Dermatol*, **134**：276-279, 2014.
12) Hiragun T, Ishii K, Hragun M, et al：Fungal protein MGL_1304 in sweat is an allergen for atopic dermatitis patients. *J Allergy Clin Immunol*, **132**：608-615, 2013.
13) Honma M, Iimura S, Kanno K, et al：Serum carcinoembryonic antigen(CEA)as a clinical marker in acquired idiopathic generalized anhidrosis：a close correlation between serum CEA level and disease activity. *J Eur Acad Dermatol Venereol*, **30**：1379-1383, 2016.
14) Iida T, Nakamura M, Inazawa M, et al：Prognosis after steroid pulse therapy and seasonal effect in acquired idiopathic generalized anhidrosis. *J Dermatol*, 2020. doi：10.1111/1346-8138. 15666.（Online ahead of print）
15) Matsui S, Murota H, Takahashi A, et al：Dynamic analysis of histamine-mediated attenuation of acetylcholine-induced sweating via GSK3β activation. *J Invest Dermatol*, **134**：326-334, 2014.
16) Okamoto M, Takahagi S, Kamegashira A, et al：Successful treatment of refractory dermal pain with etizolam and clonazepam in a patient with acquired idiopathic generalized anhidrosis. *J Dermatol*, **46**：e351-e353, 2019.

MB Derma, **309**：27-30, 2021.

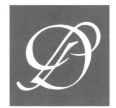

◆特集／どう診る？汗の病気

無汗症の症状—痛み・痒みについて—

室田浩之*　　村山直也**

Key words：無汗症（anhidrosis），痒み（itch），疼痛（pain），ドライスキン（dry skin），タイトジャンクション（tight junction），ヒスタミン（histamine），プロテアーゼ（protease）

Abstract　汗は体温・皮膚温の調節，病原体への生体防御，皮膚を潤すことで健康な皮膚の状態を保つ作用がある．これらのメリットは無汗症で損なわれており，発汗減少に伴い様々な皮膚障害が生じ，痒み・痛みの原因となる．特にドライスキンは皮膚の感覚過敏や痒みの誘発に関わる．さらに発汗の分泌異常や組織中への漏出は皮膚炎や痒みを助長する．このとき汗に含まれるプロテアーゼや NaCl が組織中に漏出することで痒み/痛みが生じる．本稿では無汗症と痒み/痛みの関係について，これまでの知見をもとに概説する．

はじめに

汗はエクリン汗腺から作られる透明な低張の体液である[1]．その pH は弱酸性（4.0〜6.8）であり，主要な構成要素は電解質（塩化ナトリウム，カリウムなど），重炭酸イオン（HCO_3^-），尿素，ピルビン酸，乳酸を含む．その他，抗菌ペプチド，プロテアーゼ，プロテアーゼ阻害物質や，使用した薬剤，香粧品，金属も含まれる．多くの物質はエクリン汗腺からトランスポーターを介して生体外に放出される．ナトリウムなど，一部の成分は細胞間を通して排泄調節されている[1,2]．

尿素と乳酸は天然保湿因子として角層の水分保持に関わる．乳酸は解糖系の最終代謝産物であり，酸化ストレス，肉体労作，代謝ストレスなどによって増加する．実際に単離された汗腺が試験管内においてグルコースの存在下で乳酸と CO_2 を産生することが確認されている[1,2]．汗中の乳酸濃度は血漿中の濃度よりも高いことから，汗腺は独自に好気的・嫌気的解糖系を活性していることが

想像されている[1,2]．乳酸はナトリウムと結合して天然保湿因子の機能を発揮し，皮表の保湿に大きく関わる[2,3]．尿素の汗中濃度は血漿濃度と同程度を示し，持続的な角層の保湿に関わるほか，角層の剥脱を促す作用がある[1]．

汗は能動的な生体防御に関わる．汗に含まれる代表的な抗菌ペプチドとして cathelicidin（LL-37），β-defensins，dermcidin が知られている．アトピー性皮膚炎では汗中の LL-37 と dermcidin の濃度に特徴がみられ，易感染性に関わる[2,3]．

汗中に含まれる蛋白分解酵素も皮膚の恒常性維持に貢献する．Aspartic protease に属するカテプシン D は dermcidin を基質とし，抗菌活性を付与する．Prolactin-induced protein（PIP）は角層の消化とケラチノサイトの増殖に貢献する[4]．セリンプロテアーゼの組織型カリクレインは角層の剥離に関わると考えられる．汗中カリクレインの種類と濃度は年齢と性別でも異なるとされ，その詳細な機能は不明な点が多い．さらにキニナーゼⅡ，カテプシン B が含まれる．蛋白分解酵素のほか，蛋白分解酵素阻害物質も含まれる．システインプロテアーゼ阻害物質としてシスタチン A，シスタチン M/E が汗中で確認されている．シスタチン A は分泌後早期の汗で活性が強く，時間が経つと

*　Hiroyuki MUROTA，〒852-8501　長崎市坂本1-7-1　長崎大学大学院医歯薬学総合研究科皮膚病態学分野，教授
**　Naoya MURAYAMA，同

ともに低下する．代表的なアレルゲンとして知られるダニ抗原(e.g. Der f 1)，キウイフルーツ抗原(アクチニジン)などはシステインプロテアーゼ活性を有し，皮膚バリアを障害するとともに炎症や感作を惹起する．これら環境中のシステインプロテアーゼに対して，汗のシスタチン A は第一線の生体防御因子として機能すると考えられる[5)6)]．汗のセリンプロテアーゼ阻害作用を示唆する所見として，汗腺における SPINK5 の発現が確認されている[6)]．セリンプロテアーゼ活性は古い角層の剝離に関わり，その過剰な活性は角層バリアを損なう．汗中 SPINK5 はセリンプロテアーゼの活性の適度な調節に貢献すると考えられる．アトピー性皮膚炎ではセリンプロテアーゼ阻害因子 SPINK5 の発現が低下している．汗のセリンプロテアーゼ阻害作用はアトピー性皮膚炎でみられる角層バリアの改善に貢献すると考えられる．無汗症では上述したような汗をかくことによるメリットが損なわれることで，皮膚に様々なトラブルをきたす．

痛みと痒みの関係

19 世紀後半から 20 世紀にかけて，痒みは「弱い痛み」であると考えられてきた．しかし，強い痒みは痛みにならないこと，モルヒネは疼痛を抑えるが痒みを生じるなどの知見から，痛みと痒みは本質的に異なる感覚であるとの見方がなされている[7)8)]．さらに，各々の感覚に対する回避行動が決定的に異なっており，痛みは回避行動，痒みは搔破行動となる．また，痒いところを搔くと気持ちよいが，痛みから回避しても快感にはならない[7)]．痛みと痒みの異同については諸説あるものの，疼痛と痒みは生物学的・薬理学的な見地からみれば異なる感覚で，神経生理学的には類似した感覚といえる．

無汗症によるドライスキンと痒み

無汗症の代表的な皮膚トラブルの 1 つにドライスキンがある．ドライスキンは痒みの主たる原因の 1 つである．そのメカニズムとして，表皮内への異常な C 線維の伸長が外界からの刺激に過敏な状態にすることが考えられている．そのほか，皮膚表面の触覚を表皮内で感知しているメルケル細胞の関与も考えられている．通常，メルケル細胞を介した神経の興奮と痒みを媒介する神経の興奮は，脊髄レベルで介在性ニューロンを介して互いのシグナルを打ち消し合っている．そのため痒みを生じにくい．加齢やドライスキンに伴いメルケル細胞の数が減少すると痒みを抑制する触覚刺激が減弱し，痒みを生じやすくなる[9)]．

無汗症とヒスタミン

痒み感覚は多様で，"痛痒い"感覚では明確に痒みと疼痛を区別することは難しい．代表的な起痒因子(pruritogens)も，条件次第で痒みと疼痛のどちらも誘発する．例えばヒスタミンは，皮膚に投与されたときの濃度と深さによって皮膚に与える影響は異なり，薄い濃度を皮膚の比較的浅い部位に投与すると痒みになり，濃い濃度あるいは皮膚の深い部位に投与すると痛みになる[10)]．

ヒスタミンはアセチルコリン誘導性発汗を抑制することが確認されている．ヒスタミンは H_1 受容体を介してアセチルコリンのシグナルとクロストークしており，GSK3β の上流でアセチルコリンのシグナルを抑制することで汗の分泌を阻害している[11)]．GSK3β はグリコーゲン代謝，細胞周期，細胞増殖・分化，細胞膜輸送・透過性，腎臓の糸球体濾過機能など多彩な生命現象に関わるセリンスレオニンキナーゼである．GSK3β は汗腺においてアセチルコリンでリン酸化するが，ヒスタミン存在下ではリン酸化を生じない[11)]．ヒスタミンは GSK3β のリン酸化を阻害することで汗の分泌を阻害すると考えられる．臨床でも無汗症の病態へのヒスタミンの関与が示唆される症例報告もある．ステロイドパルスに治療抵抗性を示す特発性後天性全身性無汗症患者で抗ヒスタミン薬の著効する例が確認されている[12)]．ヒスタミンは痒み/痛みのみならず無汗症の病態形成にも関わる．

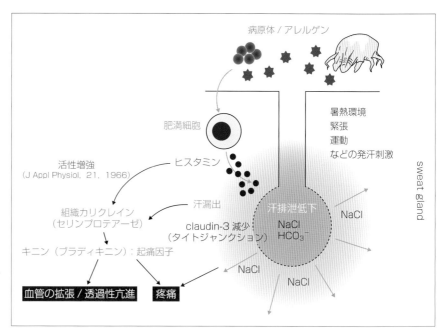

図 1.
アトピー性皮膚炎を例にイラスト化した発汗したときの痛痒いメカニズム
（文献3をもとに作成）

汗腺からの汗の漏出

Shiohara らは汗に含まれる抗菌ペプチド，dermcidin の免疫染色を行い，通常は汗腺内のみに局在する dermcidin が，アトピー性皮膚炎病変部では汗腺の外の組織にも染色されることを見いだした[13]．このことは汗が組織中に漏出する可能性を示唆していた．この現象はアトピー性皮膚炎のみならず，減汗性コリン性蕁麻疹や特発性後天性全身性無汗症など発汗時に"痛痒い"自覚症状を伴う疾患でも観察される．汗腺内腔の細胞間には水の漏出を防ぐタイトジャンクション構造があり，claudin-3 がその構築に関わる．汗腺における claudin-3 の発現が欠損または減少すると，汗はタイトジャンクションを超え，細胞間を通り組織中に漏出する[14]．アトピー性皮膚炎病変部の汗腺における claudin-3 発現の著明な低下が確認されており，これにより汗の漏出が生じていると考えられる．Claudin-3 発現低下の原因を探索したところ，ヒスタミンにさらされた汗腺では claudin-3 の発現が有意に減少する．つまりヒスタミン遊離を伴う皮膚アレルギー疾患では，汗が汗腺外に漏出することも発汗低下の要因となり得る．

組織内に漏出した汗中に含まれる組織カリクレインや塩化ナトリウムは疼痛や瘙痒の原因になり

得る[3]．漏出した組織カリクレインはプロテアーゼ受容体 PAR2 を介して，あるいはキニンを基質として起痛因子であるブラディキニンを誘導することで痒み/痛みを生じる．汗中塩化ナトリウムは分泌される過程で汗管から再吸収されるため，汗腺分泌部では比較的濃度が高い．汗腺分泌部付近で漏出した場合，組織中の塩化アルミニウム濃度上昇に伴う急激な浸透圧の上昇は疼痛を生じる（図1）．

では，なぜ汗腺はヒスタミンのようなケミカルメディエーターに反応し，汗を漏出してしまうのだろうか．筆者は汗腺が"汗を内分泌"することによって生体は危険を察知し，免疫を賦活化するのではないかと考えている．

発汗と cowhage 誘導性の痒み

痒みの誘発には同時に複数の侵害刺激が必要との報告がある．Cowhage（ハッショウマメ）という豆の鞘を覆う細かな棘は強い痒みを誘発することから実験的な痒み誘発に用いられる．Cowhage の棘は PAR2 活性化を生じるシステインプロテアーゼ mucunain を含有することがわかっている[15]．Mucunain は単独では痒みを生じない．一方，mucunain を除去した棘で皮膚を（触覚/痛覚）刺激しても痒みを生じない．つまり cowhage によ

る痒み誘発には，プロテアーゼ刺激と棘が皮膚に接触することに伴う痛覚刺激の両方が必要である．このように皮膚に与えられた複数の刺激の対比が痒みになる"spatial contrast theory"という概念が提唱されている[16]．

Nattkemperらはcowhageを用いて汗の持つ興味深い作用を明らかにした．彼女らは健常人とアトピー性皮膚炎の双方で，実験的に発汗を誘導し，汗がcowhage誘発性の痒みに与える影響を評価した．その結果，健常人とアトピー性皮膚炎双方で，汗をかいた皮膚でcowhage誘導性の痒みが減弱していた[17]．この結果から，無汗症ではcowhageに類似した痒み刺激によって容易に痒みを生じると想像できる．

さいごに

無汗症でみられる痒み/痛みのメカニズムの理解はまだ十分ではなく，その解明にはさらなる情報の蓄積が不可欠である．

謝　辞
本解説は大阪大学名誉教授片山一朗先生，東京医科歯科大学横関博雄先生のご指導，大阪大学谷(松井)佐紀先生，山賀康右先生のご尽力の成果を中心に執筆させていただいた．皆様に深謝申し上げます．

文　献

1) Sato K, Kang WH, Saga K, et al：Biology of sweat glands and their disorders. I. Normal sweat gland function. *J Am Acad Dermatol*, **20**：537-563, 1989.

2) Murota H, Matsui S, Ono E, et al：Sweat, the driving force behind normal skin：an emerging perspective on functional biology and regulatory mechanisms. *J Dermatol Sci*, **77**：3-10, 2015.

3) Murota H, Yamaga K, Ono E, et al：Why does sweat lead to the development of itch in atopic dermatitis? *Exp Dermatol*, **28**：1416-1421, 2019.

4) Sugiura S, Tazuke M, Ueno S, et al：Effect of prolactin-induced protein on human skin：new insight into the digestive action of this aspartic peptidase on the stratum corneum and its induction of keratinocyte proliferatio. *J Invest Dermatol*, **135**：776-785, 2015.

5) Yokozeki H, Hibino T, Takemura T, et al：Cysteine proteinase inhibitor in eccrine sweat is derived from sweat gland. *Am J Physiol*, **260**(2 Pt 2)：R314-R320, 1991.

6) 日比野利彦：【汗のすべて】汗の成分. *MB Derma*, **124**：13-19, 2007.

7) Handwerker HO, et al(eds)：Itch：Mechanisms and Treatment, Boca Raton(FL), 2014.

8) Murota H, Katayama I：Evolving understanding on the aetiology of thermally provoked itch. *Eur J Pain*, **20**(1)：47-50, 2016.

9) Feng J, Luo J, Yang P, et al：Piezo2 channel—Merkel cell signaling modulates the conversion of touch to itch. *Science*, **360**：530-533, 2018.

10) Keele CA, Armstrong D：Substances producing pain and itch, Vol. 2, Edward Arnold, London, 1964.

11) Matsui S, Murota H, Takahashi A, et al：Dynamic analysis of histamine-mediated attenuation of acethylcholine-iduced sweating via GSK3b activation. *J Invest Dermatol*, **134**：326-334, 2013.

12) Suma A, Murota H, Kitaba S, et al：Idiopathic pure sudomotor failure responding to oral antihistamine with sweating activities. *Acta Derm Venereol*, **94**(6)：723-724, 2014.

13) Shiohara T, Doi T, Hayakawa J：Defective sweating responses in atopic dermatitis. *Curr Probl Dermatol*, **41**：68-79, 2011.

14) Yamaga K, Murota H, Tamura A, et al：Claudin-3 Loss Causes Leakage of Sweat from the Sweat Gland to Contribute to the Pathogenesis of Atopic Dermatitis. *J Invest Dermatol*, **138**(6)：1279-1287, 2018.

15) Reddy VB, Iuga AO, Shimada SG, et al：Cowhage-evoked itch is mediated by a novel cysteine protease：a ligand of protease-activated receptors. *J Neurosci*, **28**：4331-4335, 2008.

16) Namer B, Reeh P：Scratching an itch. *Nat Neurosci*, **16**：117-118, 2013.

17) Nattkemper L, Yoshipovitch G：Cholinergic induction of perspiration attenuates nonhistaminergic pruritus in the skin of patients with atopic dermatitis and healthy controls. *Br J Dermatol*, **173**：282-284, 2015.

MB Derma, 309：31-36, 2021.

◆特集／どう診る？汗の病気

無汗症の症状—蕁麻疹について—

福永　淳*

Key words：刺激誘発型の蕁麻疹(inducible urticaria)，コリン性蕁麻疹(cholinergic urticaria)，汗アレルギー型コリン性蕁麻疹(sweat allergy-type cholinergic urticaria)，特発性後天性全身性無汗症(acquired idiopathic generalized anhidrosis)

Abstract　無汗症のなかでも特発性後天性全身性無汗症(AIGA)は，後天的に生じる原因不明の全身性の無汗症を呈する疾患で，患者のQOLが著しく障害されるため適切に診断し治療することが望まれる．また，AIGAの半数程度にはコリン性蕁麻疹を合併することが知られている．AIGAの診断過程においては先天性の無汗症，神経原性疾患，内分泌代謝疾患，自己免疫疾患など鑑別すべき疾患が多数存在するため，鑑別診断は総合的に行わなければならない．一方でAIGA以外の無汗症にコリン性蕁麻疹が合併することは稀であるため，無汗症にコリン性蕁麻疹が合併すれば強くAIGAを疑う参考になる．コリン性蕁麻疹診療の側面からは，治療アプローチや治療反応性がサブタイプにより大きく異なるため，特に無汗症の合併の有無を意識することは非常に重要である．

はじめに

　無汗症に関連する蕁麻疹として報告されている病型としては，発汗刺激に伴って生じる蕁麻疹であるコリン性蕁麻疹(cholinergic urticaria)が大半を占める．コリン性蕁麻疹は運動・入浴・精神的な緊張などの発汗刺激に伴い生じる小型の膨疹もしくは紅斑を特徴とする疾患である．その病態，臨床的特徴から大きくは，① 汗に対する即時型アレルギーを有する汗アレルギー型コリン性蕁麻疹，② 乏汗あるいは無汗を伴う減汗性コリン性蕁麻疹/特発性後天性全身性無汗症(AIGA；acquired idiopathic generalized anhidrosis)に分類することができる[1]．つまり無汗症の症状としての蕁麻疹の病型は，AIGAに併発するコリン性蕁麻疹のことを意味するととらえて差し支えない．事実，"anhidrosis"と"urticaria"のキーワード

でPubMedで検索された33報告のうち30報がコリン性蕁麻疹に関連した報告である．そのうち26報が本邦からの報告であることから，無汗症に関連したコリン性蕁麻疹の研究は，世界的にも本邦で最も臨床的知見や研究が進んでいることを物語っている．また興味深いことに，残りの4報も韓国1報，台湾1報，インド1報と東アジアを中心とした報告であり，はっきりとした理由は不明であるが欧米からの報告はない．本邦を中心にこの分野の研究が進んでいるが，無汗症の一部になぜコリン性蕁麻疹が併発するのかについては，その機序について十分な解明はなされていない．本稿では現時点でのコリン性蕁麻疹の病態・病型分類・診断・治療について，特に無汗症に併発するコリン性蕁麻疹(つまりAIGAの部分症状としてのコリン性蕁麻疹)について重点的に情報を提供する．

コリン性蕁麻疹の病型分類と病態

　コリン性蕁麻疹は日中の活動時を中心に，運

＊ Atsushi FUKUNAGA，〒650-0017 神戸市中央区楠町7-5-1　神戸大学大学院医学研究科内科系講座皮膚科学分野，准教授

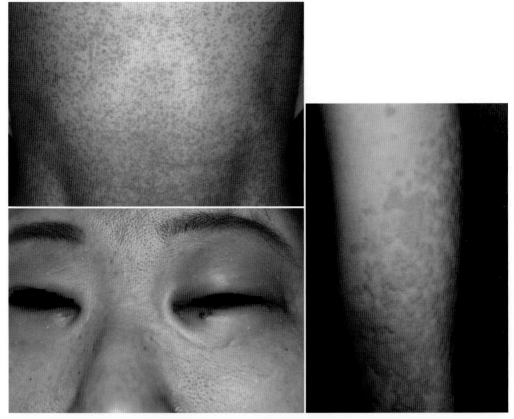

図 1. コリン性蕁麻疹の臨床像
a：体幹の点状の膨疹
b：コリン性蕁麻疹と同時に生じた眼瞼の血管性浮腫
c：小型の膨疹が癒合した大型の膨疹

動・入浴などの刺激以外にも辛いものの摂取時・精神的緊張などで1～3 mm の小型の膨疹が誘発される(図1).症状出現時にピリピリとした痛痒さを訴えることが多く,通常の蕁麻疹は痒みが主訴であるのに対し,特徴的な自覚症状を呈する.2018 年の日本皮膚科学会蕁麻疹診療ガイドライン[2]では刺激誘発型蕁麻疹に分類されている.発汗刺激にて繰り返し皮疹が出現する病歴と,典型例ではその特徴的な臨床像から他の蕁麻疹との鑑別は比較的容易に行える.しかし重篤な随伴症状としては,稀に血管性浮腫・気管支喘息・アナフィラキシーを伴うことがあり[3],蕁麻疹の各病型のなかでも QOL 障害が特に著しく,各種治療に抵抗性のことがあり治療に難渋することが比較的多い[4].

前述のように,コリン性蕁麻疹はその病態から,汗アレルギーを有し発汗低下のない群と汗ア

レルギーがなく発汗低下を有する群に大きく分類することができる.さらに細かく分類すると,①血管性浮腫を伴わない従来型の汗アレルギー型コリン性蕁麻疹,②眼瞼浮腫を伴い重篤な症状を併発し高率に汗アレルギーを有するコリン性蕁麻疹(cholinergic urticaria with palpebral angio-edema),③自己血清皮内テストが陽性の毛包一致性のコリン性蕁麻疹および④後天性無汗症および/または乏汗症を伴うコリン性蕁麻疹に分類できる(表1)[1].

汗アレルギー型のコリン性蕁麻疹

汗に対する即時型反応は,本邦では1989年に足立ら[5]がアトピー性皮膚炎の患者に自己汗を皮内テストすると膨疹と紅斑が生じ,血清中に汗に対する IgE 抗体が存在することを報告したことに始まる.その後,コリン性蕁麻疹の64%においても

表 1. コリン性蕁麻疹のサブタイプ分類と病因

サブタイプ	汗アレルギー	自己血清皮内試験	性別優位	アトピー素因	乏汗症	病　因	重症度
1. 血管性浮腫を伴わない従来型の汗アレルギー型	あり	陰性	なし	あり	なし	汗アレルギー 真皮での汗の漏出	中等度
2. 眼瞼浮腫を伴うコリン性蕁麻疹	あり	陰性	女性	強い	なし	汗アレルギー 前駆症状としての眼周囲の湿疹病変	重症
3. 毛包一致型	なし	陽性	なし	あり	ND	自己血清因子	軽症
4. 無汗症および/または乏汗症を伴うタイプ(AIGA)	稀	ND	男性	弱い	あり	CHRM3 発現の低下に引き続くアセチルコリンの過剰産生	重症

皮膚に希釈した自己汗を皮内テストすることで膨疹と紅斑が生じ，汗に対する過敏性を有することを我々は報告した[6]．また，アトピー性皮膚炎患者において汗中の主要なアレルゲンとして特定された，*Malassezia globosa* の菌体成分である MGL_1304[7] に対する特異的 IgE 抗体がコリン性蕁麻疹患者でも上昇することが報告され，MGL_1304 はコリン性蕁麻疹においても汗中の重要なアレルゲンであると認識されている[8]．このような背景から汗中の抗原に対する IgE を介した反応性が証明され，「汗アレルギー」という呼称が定着した．汗アレルギー型のコリン性蕁麻疹においては，汗管の閉塞やバリア障害などの機能障害などで真皮内にこの汗抗原が漏出し，周囲の肥満細胞の脱顆粒を引き起こすため，皮疹が汗腺周囲に出現し点状になるという機序が提唱されている．コリン性蕁麻疹と同時に眼瞼の血管性浮腫を呈するサブタイプ(図 1)では背景にアトピー性皮膚炎が存在し，自己汗皮内テストが陽性となることが多く[3]，運動後の眼瞼浮腫やアナフィラキシーを生じることがあり，汗アレルギー型の重症型と考えられる．また，汗アレルギーの診断には精製汗抗原などを用いた患者好塩基球活性化試験が自己汗皮内テストと同程度の精度で有用であることも証明されている[9]．

後天性無汗症および/または乏汗症を伴うコリン性蕁麻疹

後天性無汗症および/または乏汗症を伴うコリン性蕁麻疹は，AIGA のなかでコリン性蕁麻疹を生じるタイプをほぼ同一疾患とみなすことができ

る．このサブタイプのコリン性蕁麻疹では，無汗症の鑑別診断として先天性の無汗症(ファブリー病など)，神経原性疾患，内分泌代謝疾患(甲状腺機能低下症など)，自己免疫疾患(シェーグレン症候群など)などを鑑別除外する必要がある(図2)．AIGA の診断に至るには，上記疾患群を除外し後天性に非髄節性の広範な発汗低下を呈するが，発汗以外の自律神経症候および神経学的症候を認めない原因不明の温熱発汗試験で，全身の 25% 以上の無汗もしくは乏汗が認められる後天性無汗症であることが必要である[10]．

このサブタイプのコリン性蕁麻疹は圧倒的に男性に多く認められ，汗アレルギーを有することは稀である(表1)[11]．このタイプでは汗腺分泌部のアセチルコリン M_3 受容体の発現が低下しており，さらにアセチルコリンエステラーゼの低下を伴い，局所で過剰となったアセチルコリンが汗腺周囲に存在する状態となり，肥満細胞を刺激し痛みを伴った膨疹を形成すると考えられている[12]．

コリン性蕁麻疹の鑑別診断のための検査と自覚症状

運動や入浴などの，体温が上昇し発汗刺激が加わった際に小型の膨疹が出現するという典型的な病歴がある場合には診断は比較的容易であるが，provocation test を他の病型の蕁麻疹の除外のため，病型診断の確定のために実施することもある．確定診断には運動誘発試験と入浴負荷試験(42℃，10〜15分)を行い，典型的な小型の膨疹を認めればコリン性蕁麻疹と診断できる(図2)．筆者の施設では，運動負荷試験は患者にトレッドミ

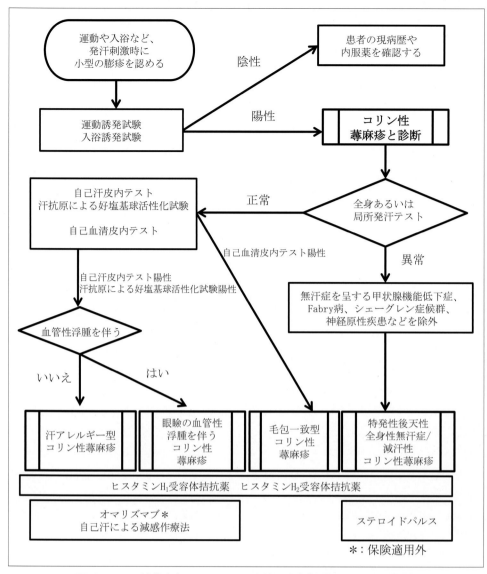

図 2. コリン性蕁麻疹のサブタイプ診断と治療（文献 1 より引用改変）

ルで時速 6〜8/km/h で 15 分間走行してもらい，皮疹の出現を観察すると同時に前腕からビニール袋で自己汗皮内テスト用の汗を回収している．この運動負荷試験の際に汗の回収が少なければ乏汗や無汗の合併を疑う補足的情報となるが，AIGA では手掌からの発汗が残存しているケースもあるため注意が必要である．さらに発汗異常を確認する際には足浴温熱負荷試験を行う．具体的には 43℃ のお湯が入った足浴バケツを用意し，両膝下に 30 分間足浴することで発汗を促す（図 3）．足浴温熱負荷試験の際にはヨードでんぷん反応を用いたミノール法を用いて発汗点を確認する．体表面

積の 25％ 以上の範囲に無汗，低汗がみられれば AIGA が疑われる．発汗機能を検査すると同時に自己汗皮内テスト，自己血清皮内テストを行う．運動負荷試験の際に集めた自己汗は，フィルターで濾過滅菌を行い生理食塩水で 50 倍，100 倍，1,000 倍で希釈し，それぞれ 0.02 mL を前腕屈側に皮内テストを行う．自己血清皮内テストは患者より採血を行い血清を分離し，自己血清を希釈せずに 0.05 mL を前腕屈側に皮内テストを行う．陰性コントロールは生理食塩水を用いる．自己汗皮内テストは膨疹が 6 mm 以上あれば陽性と判定，自己血清皮内テストは陰性コントロールより膨疹

が1.5 mm以上もしくは膨疹が6 mm以上あれば陽性と判定する[6]. 図2にコリン性蕁麻疹のサブタイプ診断のフローチャートをまとめた.

また, コリン性蕁麻疹に特徴的な自覚症状として痛痒さがあるが, 当院でコリン性蕁麻疹と診断した患者の治療前の瘙痒と疼痛の自覚症状をサブタイプ別に検討を行った. その結果, 汗アレルギー型のコリン性蕁麻疹では瘙痒が疼痛と比べて有意に高く, 減汗性コリン性蕁麻疹/AIGAでは疼痛が瘙痒に比べて有意に高いことが判明した[13]. これは, 問診レベルで無汗症を伴うコリン性蕁麻疹とそれ以外のコリン性蕁麻疹を鑑別するための補助的な情報となり得る可能性があることを示しており, 発汗試験へと進むべきコリン性蕁麻疹患者をスクリーニングするために有益な情報となり得るのではないかと我々は考えている.

治　療

発汗異常のない軽症のコリン性蕁麻疹患者では常用量の非鎮静性H_1受容体拮抗薬(H_1RA)が第一選択薬であるが, 重症例では他の蕁麻疹と比較してH_1RAの有効性が乏しい印象がある. 常用量のH_1RAが奏効しないときには, H_1RAの増量やヒスタミンH_2受容体拮抗薬の追加投与が有効であるケースが比較的多い[4]. 汗アレルギー型の場合は自己汗による減感作療法を, 難治例では, 本邦では保険適用外であるが, オマリズマブの使用を考慮してもよい.

一方, AIGAではH_1RAはさらに効果が落ちる印象がある. AIGAで重症例やQOLが著しく損なわれている場合は高用量のステロイドパルス療法を行う[10]. ステロイドパルス療法で発汗低下の改善, 蕁麻疹症状の改善に有効であることが多い[11]. しかしステロイドパルス投与後, 一旦症状が改善しても経過中に症状の再燃を経験したり, 部分的には発汗が改善しないことがあるため, ステロイドパルス療法後の定期的な発汗生活指導も重要となると思われる. また, ステロイドパルス療法の効果に季節性があるという報告があり(秋

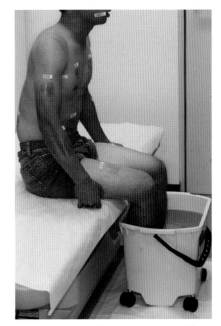

図3. 足浴温熱負荷試験の実際の様子

に効果が悪い)[14], 難治例へのステロイドパルス療法の間隔とタイミングと, その他のAIGA特異的な治療法の開発が待たれる.

文　献

1) Fukunaga A, Washio K, Hatakeyama M, et al：Cholinergic urticaria：epidemiology, physiopathology, new categorization, and management. *Clin Auton Res*, **28**：103-113, 2018.
2) 秀　道広, 森桶　聡, 福永　淳ほか：蕁麻疹診療ガイドライン2018. 日皮会誌, **128**：2503-2624, 2018.
3) Washio K, Fukunaga A, Onodera M, et al：Clinical characteristics in cholinergic urticaria with palpebral angioedema：report of 15 cases. *J Dermatol Sci*, **85**：135-137, 2017.
4) Hatakeyama M, Fukunaga A, Washio K, et al：Addition of lafutidine can improve disease activity and lead to better quality of life in refractory cholinergic urticaria unresponsive to histamine H_1 antagonists. *J Dermatol Sci*, **82**：137-139, 2016.
5) Adachi J, Aoki T, Yamadani A：Demonstration of sweat allergy in cholinergic urticaria. *J Dermatol Sci*, **7**：142-149, 1994.
6) Fukunaga A, Bito T, Tsuru K, et al：Responsive-

ness to autologous sweat and serum in cholinergic urticaria classifies its clinical subtypes. *J Allergy Clin Immunol*, **116**：397–402, 2005.

7）Hiragun T, Ishii K, Hiragun M, et al：Fungal protein MGL_1304 in sweat is an allergen for atopic dermatitis patients. *J Allergy Clin Immunol*, **132**：608–615, 2013.

8）Hiragun M, Hiragun T, Ishii K, et al：Elevated Serum IgE against MGL_1304 in Patients with Atopic Dermatitis and Cholinergic Urticaria. *Allergol Int*, **63**：83–93, 2014.

9）Oda Y, Washio K, Fukunaga A, et al：Clinical utility of the basophil activation test in the diagnosis of sweat allergy. *Allergol Int*, **69**(2)：261–267, 2020.

10）Munetsugu T, Fujimoto T, Oshima Y, et al：Revised guideline for the diagnosis and treatment of acquired idiopathic generalized anhidrosis in Japan. *J Dermatol*, **44**：394–400, 2017.

11）Fukunaga A, Hatakeyama M, Tsujimoto M, et al：Steroid treatment can improve the impaired quality of life of patients with acquired idiopathic generalized anhidrosis. *Br J Dermatol*, **172**：537–538, 2015.

12）Sawada Y, Nakamura M, Bito T, et al：Cholinergic urticaria：studies on the muscarinic cholinergic receptor M₃ in anhidrotic and hypohidrotic skin. *J Invest Dermatol*, **130**：2683–2686, 2010

13）Mizuno M, Fukunaga A, Washio K, et al：A visual analogue scale for itch and pain in 23 cases of cholinergic urticaria. *J Eur Acad Dermatol Venereol*, **34**(9)：e493–e495, 2020.

14）Iida T, Nakamura M, Inazawa M, et al：Prognosis after steroid pulse therapy and seasonal effect in acquired idiopathic generalized anhidrosis. *J Dermatol*, doi：10.1111/1346-8138. 15666, 2020.(Online ahead of print)

MB Derma, 309：37-43, 2021.

◆特集／どう診る？汗の病気

発汗機能の回復

青山裕美*

Key words：基礎発汗(basal sweating)，温熱発汗(thermal-induced sweating)，発汗障害(sweating disturbance)，発汗障害の回復(recovery of sweating disturbance)

Abstract 発汗には，安静時の基礎発汗と誘発刺激による温熱発汗，精神発汗などがある．基礎発汗は感じることができない特徴がある．そのため，基礎発汗が障害されていても本人は気づかない．我々は最近，炎症性皮膚疾患の皮疹部で基礎発汗や温熱発汗が障害されていることを見いだした．発汗機能の回復には，原疾患の治療に加えて，緩徐に発汗を促す発汗指導を行い，基礎発汗を誘導する作用のある外用薬を使用するとよい．

はじめに

発汗機能が重度に障害される疾患の発汗機能の回復を期待して様々な治療が試みられているが，完治しない難治症例も多い(図1)．発症後長期間経過して，既に汗腺の数が萎縮減少した症例では，汗腺を再生し発汗機能を回復させることが難しい．したがって，発汗障害が可逆性である時期に治療を行うことが望ましいと考えられる．しかし，発汗障害は重症化するまで自覚することができない．軽症の段階ではその徴候を自覚することができないのである．汗が出ないと気づいて受診したころには，その発汗障害は既に難治性・治療抵抗性になっていることもある．注意深く観察していると，発汗機能は健常人でも加齢に伴って四肢から減退していく．通常，発汗機能が徐々に低下しても放置されることが多いが，筆者らは，発汗障害はバリア機能低下に直結することから，局所の軽度な発汗障害のうちに回復させ，さらに進行させない工夫が必要だと考えている．

高齢化社会を迎え，機能回復訓練(リハビリ

テーション)の重要性が認識されている．機能回復訓練は，機能の改善と減退予防を目的にトレーニング(訓練)やマッサージなどを行うことであるが，回復訓練の対象は筋力(運動)だけでなく，言語，嚥下，呼吸，心臓など様々な機能に対して回復訓練メソッドが確立されている．発汗は重要な皮膚生理機能であるにもかかわらず，その機能回復については他領域に比して十分に検討されておらず，メソッドも確立していない．発汗は体温調節だけでなく，皮膚バリアの維持にも関与しており，回復させる意義は高い．本稿では，発汗機能の回復について考えてみたい．

発汗の分類：基礎発汗と温熱発汗

長らく，安静にしていれば汗は出ないと考えられてきた．汎用されているミノール法では，安静時に発汗が観察されないからである(図2-a)．しかし，微量な汗を検出する impression mold(IM)法で皮表を検査すると，安静時でもわずかに汗は分泌されていることがわかる(図2-b 矢印)．このような安静時に分泌される微量な汗は基礎発汗と呼ばれる．基礎発汗は，発汗している感じを自覚できないため，感じることができない発汗(insen-

* Yumi AOYAMA，〒701-0192 倉敷市松島577 川崎医科大学皮膚科学教室，教授

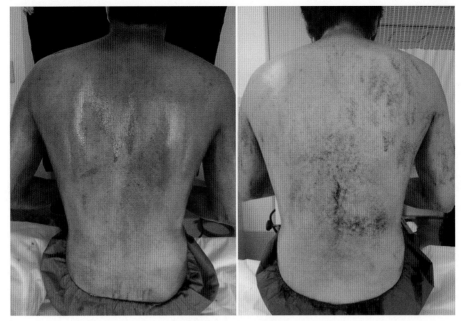

図 1. 35歳，男性　　　　　　　　　　　　a｜b

a：治療前．1年前の冬に仕事中に発汗刺激で全身に痛みを感じるように
　　なり，汗が出ないため夏にはうつ熱症状が出現するようになった．
　　検査の結果，後天性特発性全身性無汗症と診断

b：ステロイドパルス療法，シクロスポリン内服治療を行い4か月後，
　　発汗は回復し外出できるようになったが，暑熱環境下での作業は難し
　　い状態である．

sible sweating)とも記載されている[1)2)]．基礎発汗
が感じることができないのに対して，刺激誘発型
発汗は感じることができる．深部体温の上昇や精
神的な刺激により誘発される汗で分泌される量も
多い(図2，表1)．したがって，一般的に発汗とい
うと精神発汗や温熱発汗のような刺激により誘発
される発汗を指すが，安静時に基礎発汗が分泌さ
れているのを意識することが重要である．

基礎発汗はどのように測定するのか？

　机に座って作業をする程度の活動度でも，皮膚
表面は温かく基礎発汗は亢進している．安静時の
基礎発汗を測定するためには，測定部位を露出し
ベッド上で安静にするか，机の上などに腕を出し
て動かさない状態で約20分ほど，かなり努力して
何もしないで我慢する．すると，健常人の角層水
分量が徐々に減少し，前腕内側であればおおよそ
40〜50μS付近に収束する．このような状態の皮
膚をIM法で測定すると，通常60個/cm²の発汗滴

数が観察される．図3は日常動作から安静に入り，
温熱刺激を加えた健常人と発汗障害のある症例の
発汗量変動のイメージ図である．IM法は連続性
にシームレスに測定することはできないが，わか
りやすく模式化する．正常のラインに到達しない
場合が発汗障害で，安静時発汗障害は自覚できな
いが，温熱発汗障害は重症になれば自覚すること
ができる．両矢印の部分が回復させたい機能障害
で，これを回復させることがゴールである．

基礎発汗と温熱発汗の障害は関連している

　温熱発汗が障害される代表的な疾患は後天性特
発性全身性無汗症（AIGA）や続発性無汗症であ
る．温熱発汗が低下し暑熱環境下で体温調節がで
きないため，うつ熱が生じ熱中症を発症する(図
1)．一方，基礎発汗が障害されると角層水分量の
供給源が減少するため，皮膚が乾燥する．基礎発
汗が障害されている疾患として，アトピー性皮膚
炎，痒疹，アミロイド苔癬がある[1)3)4)]．基礎発汗

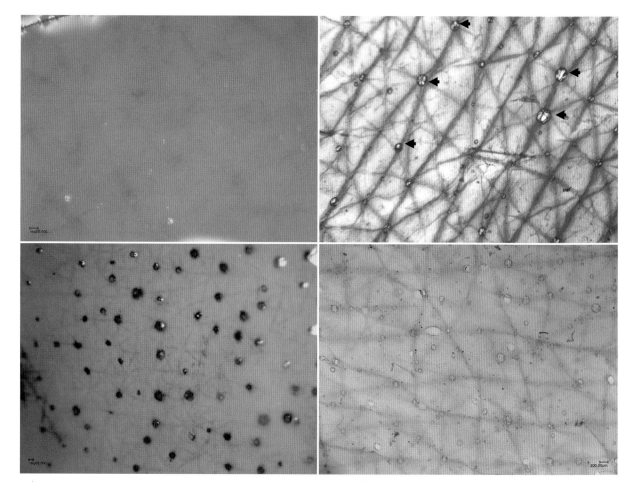

a	b
c	d

図 2. 安静時発汗と温熱発汗

安静時発汗はミノール法では検出できない微量な汗で，impression mold（IM）法という
シリコンを用いたレプリカ法で検出できる（b 矢印）.

a：ミノール法による安静時発汗の観察
b：IM 法による安静時発汗の観察
c：ミノール法による温熱発汗 30 分の観察
d：IM 法による温熱発汗 30 分の観察

表 1. 基礎発汗，刺激誘発発汗の違い

	基礎発汗	温熱発汗	精神発汗
誘発刺激	なし，安静時	深部体温の上昇	緊張
部　位	有毛部	有毛部	掌蹠，腋窩
発汗の感覚	感じない	感じる	感じる
発汗量	微量	多量	多量
ミノール法	検出できない	検出できる	検出できる
IM 法	検出できる	検出できる	検出できる

障害が全身性か局所性かは，疾患や重症度によっ
て異なる．我々は痒疹患者の温熱刺激による発汗
試験を行った．痒疹患者の発汗異常は局所的で，
皮疹のない前腕正常部位の温熱発汗は保持されて
いた．図4に痒疹部位の温熱刺激による局所発汗
障害の実際を提示する．痒疹部位では温熱負荷を
かけても皮疹部位に限局して発汗障害がある．皮
膚生検すると汗の成分が真皮に漏れており，その
ため皮表に汗が到達しない．汗が真皮で漏れるこ
とで局所の発汗障害が生ずると考えられる．真皮
で漏れる汗は，炎症や痒みを誘発している可能性
がある[3]．後述する発汗促進作用のある保湿剤を

外用して軽快した痒疹部位は，安静時発汗も温熱
発汗も改善していた（図5）.

　アトピー性皮膚炎患者のなかには，基礎発汗の
みが局所的に障害される群と，基礎発汗と温熱発

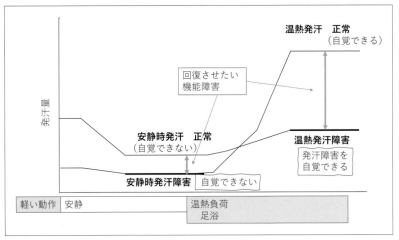

図 3. 日常動作から安静に入り，温熱刺激を加えた健常人と
発汗障害のある症例の発汗量変動（イメージ）．回復させ
たい機能障害に相当する発汗量を示す．

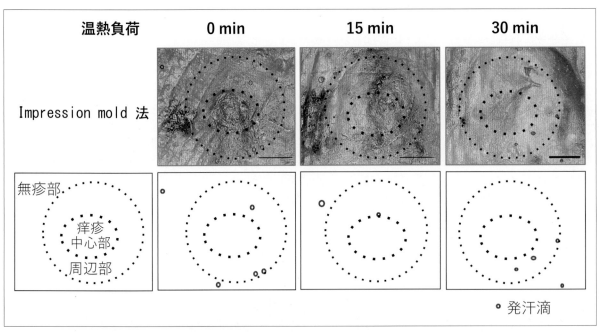

図 4. 痒疹部位の IM 法による発汗状態の観察
温熱負荷 0 分は安静時発汗に相当する．安静時から温熱刺激後も発汗滴（赤丸印）が
少ないことがわかる（Bar：1 mm）．

汗が両方障害され，発汗障害が全身性にみられる
群がある．後者は，暑熱環境下で汗が出ないため，
倦怠感などを主訴に来院する傾向がある．このよ
うな症例に温熱刺激による発汗試験を行うと，発
汗しても量が少なく分泌不全があり，すぐに続発
性の無汗症/減汗症と診断できる．局所で生じて
いる発汗障害は，進行すると全身性の無汗症に進
行し得る．

発汗機能の回復

発汗機能を回復させるには，様々な方法があ
る．発汗障害の進行を防ぐ生活指導と発汗機能障
害の治療に分けて記載する．

1．生活指導

発汗障害が進行する大きな原因として，汗をか
かない習慣や環境が挙げられる．1960 年代にはそ

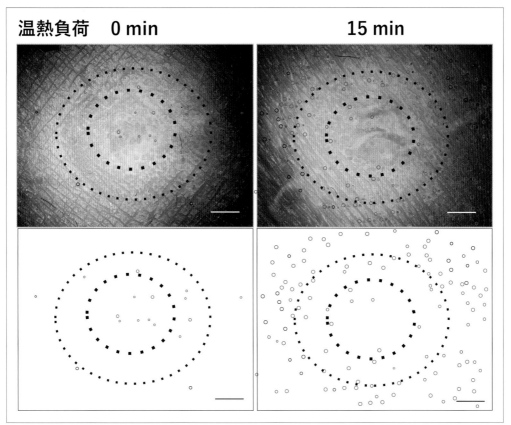

図 5. 軽快した痒疹部位の IM 法による発汗状態の観察
　温熱負荷 0 分は安静時発汗に相当する．安静時から図 4 の写真と比べ発汗滴数は
増加し，温熱刺激後に多数の発汗滴（赤丸印）が観察された．発汗が回復している
（Bar：1 mm）．

れほど普及していなかったエアコンが，現在は屋
内だけでなく交通機関内にも普及し，夏でもほと
んど汗をかかずに暮らす生活が可能になった．ま
た，シャワーだけで入浴を済ませる生活習慣が若
い世代に浸透している．汗腺は定期的に分泌され
ると機能が維持されるが，まったく分泌しないと
腺機能が低下してしまう．発汗障害の進行を防ぐ
生活指導として，適度な温度，湿度で過ごし，ほ
どほどに発汗する習慣を作ること，そのためには
エアコンを使いすぎない，浴槽入浴の習慣を持
つ，適度な運動を行う習慣を持つこと（図 6）など
が推奨される．

　また，汗腺は過酷に使いすぎることで疲弊して
しまう側面もある．急激に減汗や無汗になった
きっかけとして，暑熱環境下での勤務，例えば暑
い工場の従事者，自衛隊やホットヨガのインスト
ラクターなどが汗をかきすぎることで AIGA を発

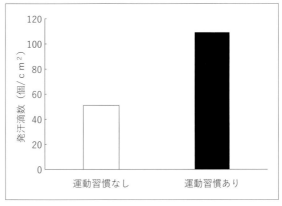

図 6. 50 歳代，女性．前腕内側の安静時発汗の比較
同年齢の運動習慣がない健常人と運動習慣のある
（週 2 回卓球）健常人を比較したところ，運動習慣の
ある健常人のほうが安静時の発汗量が高かった．

症する事例をしばしば経験する．過ぎたるは及ば
ざるが如しである．今後，年齢・性別・部位別の
安静時基礎発汗の正常値を検討し，適切な発汗訓
練のバイオマーカーを確立する必要がある．

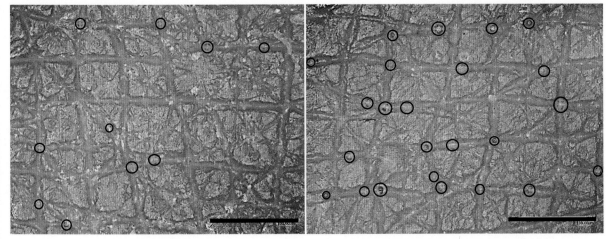

a．無塗布部位　　　　　　　　　　b．高分子ヘパリノイド 3 FTU 塗布部位

図 7．Impression mold 法による高分子ヘパリン類似物質含有クリーム(O/W)塗布 7 日後の皮膚レプリカ像

○：発汗滴，Bar：1 mm

2．発汗機能障害の治療

　温熱発汗が障害されている場合は，確定診断を行い疾患に対する治療を行う(ガイドライン)．AIGA など全身性無汗症に対する治療の詳細は他稿を参照する．基礎発汗が障害されている疾患としてアトピー性皮膚炎，痒疹，アミロイド苔癬がある．いずれも湿疹皮膚炎群に属する疾患であるが，基本治療としてステロイド外用薬を用いることが標準的である．しかし，ステロイド治療抵抗性の症例では，高分子ヘパリン類似物質含有クリーム(O/W)を用いることで，皮疹が軽快することをしばしば経験する[5]．基本的にステロイド外用薬は炎症を抑えるが，発汗誘導作用はない．発汗障害により悪化している皮疹に長期投与すると治療抵抗性になる[6]．我々は，健常人に高分子ヘパリン類似物質含有クリーム(O/W)を 3 フィンガーチップユニット(FTU)，7～14 日間塗布し，塗布部位の基礎発汗が誘導されることを報告している[5]．本剤により基礎発汗機能が亢進する機序は不明な点が多いが，3 FTU 塗布することで基礎発汗はより亢進する(図 7)．我々は，基礎発汗が障害されているアトピー性皮膚炎，痒疹，アミロイド苔癬の皮疹部に 3 FTU 塗布すると，基礎発汗の増加に伴い角層水分量も増え，皮疹も軽快することを報告している(図 5)[1)3)4)]．

おわりに

　発汗障害の回復は，生活指導と疾患に対する治療が基本である．障害されている発汗が，基礎発汗か温熱発汗かによって治療が異なる．基礎発汗の低下は自覚できないので，触診や角層水分量測定によって診断する．生活指導を行い，基礎発汗を誘導する作用がある外用薬を用いることで，発汗障害を回復させることができる．

文　献

1) Shimoda-Komatsu Y, Sato Y, Yamazaki Y, et al : A novel method to assess the potential role of sweating abnormalities in the pathogenesis of atopic dermatitis. *Exp Dermatol*, 27(4) : 386-392, 2017.

2) Shiohara T, Mizukawa Y, Shimoda-Komatsu Y, et al : Sweat is a most efficient natural moisturizer providing protective immunity at points of allergen entry. *Allergol Int*, 67(4) : 442-447, 2018.

3) Katayama C, Hayashida Y, Sugiyama S, et al : Prurigo nodularis as a sweat gland/duct-related disorder : resolution associated with restoration of sweating disturbance. *Arch Dermatol Res*, 311(7) : 555-562, 2019.

4) Shimoda Y, Sato Y, Hayashida Y, et al : Lichen

amyloidosus as a sweat gland/duct-related disorder：Resolution associated with restoration of sweating disturbance. *Br J Dermatol*, **176**(5)：1308-1315, 2016.

5）淺沼由美子，北原里恵，林田優季ほか：基礎発汗誘導能に注目したヘパリン類似物質含有保湿クリーム先発品と後発品の生物学的同等性評価. 日皮会誌，**129**(10)：2165-2172，2019.

6）Katayama C, Hayashida Y, Sugiyama S, et al：Corticosteroid-resistant prurigo nodularis：a rare syringotropic variant associated with hypohidrosis. *Eur J Dermatol*, **29**(2)：212-213, 2019.

図解 こどもの あざとできもの

診断力を身につける

好評

編集 順天堂大学浦安病院形成外科 林 礼人
赤坂虎の門クリニック皮膚科 大原國章

2020年8月発行　B5判　138頁　定価6,160円(本体5,600円+税)

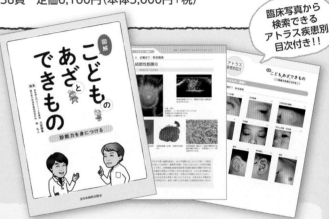

臨床写真から検索できるアトラス疾患別目次付き!!

"こども" の診療に携わる
すべての方に送る!

皮膚腫瘍外科をリードしてきた編者が
経験してきた 64 疾患 520 枚臨床写真と
できもの（腫瘍）とあざ（母斑）の知識を
ぎゅっと凝縮しました!!

CONTENTS

弊社紹介
ページはこちら ◀◀◀◀

全日本病院出版会　〒113-0033　東京都文京区本郷 3-16-4　Tel:03-5689-5989
www.zenniti.com　Fax:03-5689-8030

MB Derma, 309：45-51, 2021.

◆特集／どう診る？汗の病気

先天性無汗症

下村 裕*

Key words：先天性無汗症(congenital anhidrosis)，無汗性外胚葉形成不全症(anhidrotic ectodermal dysplasia)，Edar シグナル(Edar signaling)，先天性無痛無汗症(congenital insensitivity to pain with anhidrosis)，*NTRK1* 遺伝子(*NTRK1* gene)

Abstract ヒトの全身の皮膚に分布するエクリン汗腺は，発汗による体温の調節などのために極めて重要な役割を担っている．そのため，無汗症に罹患すると日常生活を送るうえで大きな支障をきたし，最悪の場合は命を落とすリスクさえある．無汗症は先天性と後天性に大別される．このうち先天性無汗症は，汗腺または発汗に関わる神経の発生・分化異常によって生じる．先天的に無汗症を呈する疾患は複数知られており，近年の分子生物学の進歩によって各疾患の原因遺伝子や発症機構がかなり明らかになってきている．また，先天性無汗症のほとんどが発汗異常以外の症状も伴う．各疾患の臨床症状の特徴や発症機構について理解することは，日常診療において適切な対症療法と生活指導を行うために役立つと思われる．

はじめに

汗腺は，全身の皮膚に分布するエクリン汗腺と，腋窩や陰部などに限局して存在するアポクリン汗腺に分類されるが，生体の恒常性の維持により深く関与しているのは前者と考えられる．エクリン汗腺からの発汗が全くなくなる(無汗症)または低下する(低汗症)と，QOL および ADL の著しい低下を招くだけでなく，生死に関わる状態に陥ることもある．日常診療で比較的高頻度に遭遇する無汗症は，後天性特発性全身性無汗症に代表される後天性疾患である．しかしながら，エクリン汗腺またはその分泌に関与する神経の発生・分化異常によって発症する先天性無汗症の患者も少なからず存在する．近年の分子生物学の進歩に伴い，先天性無汗症の原因遺伝子や遺伝子変異による発症機構がかなり解明された．

* Yutaka SHIMOMURA, 〒755-8505 宇部市南小串 1-1-1 山口大学大学院医学系研究科皮膚科学講座，教授

本稿では，先天性無汗症の代表疾患の臨床症状の特徴と原因遺伝子などについて詳細に紹介するとともに，本疾患の患者を診察する際のポイントを解説したい．

ヒトにおけるエクリン汗腺の発生

先天性無汗症を紹介する前に，エクリン汗腺の発生過程について簡潔に解説する．過去の形態学的解析の結果によると，ヒトにおけるエクリン汗腺の発生は，掌蹠の皮膚では胎生 12〜13 週に，掌蹠以外の皮膚では胎生 20 週ごろに始まると考えられている[1]．まず，上皮と間葉の密接な相互作用により上皮膨大部(placode)が形成される．その後，上皮膨大部由来の細胞は導管を形成しながら真皮の深部に向けて伸長し，最終的にらせん状の分泌部が構築される[2]．これらの過程において，Edar シグナル，Wnt シグナル，Shh シグナルや Bmp シグナルなど，毛包・歯牙および多臓器の発生にも重要なシグナル伝達系が互いに作用し合いながら複雑に関与している[2]．

表 1. 先天性無汗症を呈する疾患と原因遺伝子

疾患名	遺伝形式	OMIM#	原因遺伝子	蛋白名または機能
Anhidrotic (hypohidrotic) ED	XR	305100	EDA	EDA-A1
	AD AR	129490 224900	EDAR	EDA-A1 の受容体
	AD AR	614940 614941	EDARADD	EDAR のアダプター蛋白
ED with immunodeficiency 1	XR	300291	IKBKG	NF-κB essential modulator
ED with immunodeficiency 2	AD	612132	NFKBIA	NF-κB inhibitor-α
Odonto-onycho-dermal dysplasia	AR	257980	WNT10A	Wnt signaling の ligand
Congenital insensitivity to pain with anhidrosis	AR	256800	NTRK1	Neuropathic tyrosine kinase receptor type 1

ED；ectodermal dysplasia，XR；X-linked recessive，AD；autosomal dominant，AR；autosomal recessive

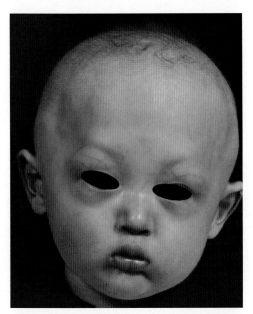

図 1. 無汗性外胚葉形成不全症の顔の臨床像
0 歳，男児．乏毛症に加え，鞍鼻，眼周囲の紅斑，
下口唇の外反などの異常を呈している．

先天性無汗症の患者を診察する際のポイント

先天性無汗症が疑われる患者が受診した際には，多くが遺伝性であることから，まずは家族歴を聴取する．次に発汗異常についての評価を行うが，うつ熱を繰り返しているかどうか，熱中症や低体温症の既往の有無や頻度，皮膚の乾燥の有無などを確認する．可能であればミノール法による発汗テストを行い，無汗部からの皮膚生検で汗腺の有無や密度についての病理組織学的な所見を得ることも重要である．また，爪の低形成や掌蹠角

化症などの皮膚症状や，乏歯症や精神発達遅滞などの皮膚外症状の有無についても入念に診察する．さらに，顔貌異常，頻回な骨折や蜂窩織炎発症の有無，指先の欠損の有無などにも着目するとよい．

先天性無（低）汗症をきたす疾患

以下に，先天性に無汗症または低汗症をきたす代表的な疾患について紹介する．いずれも症候群の一症状として発汗異常を呈し，各疾患の原因遺伝子の機能や遺伝子変異による発症機構の解明が進んでいる（表1）．

1．無（低）汗性外胚葉形成不全症

無（低）汗性外胚葉形成不全症（anhidrotic (hypohidrotic) ectodermal dysplasia；以下，AED）は，無（低）汗症に加えて乏毛症と乏歯症を呈することが特徴の遺伝性疾患である[3]．AED では新生児期から発汗異常によるうつ熱を繰り返す．また，上気道粘膜の分泌低下により上気道炎を繰り返す患者も存在する．特記すべきことに，AED の患者は鞍鼻，眼周囲の紅斑または色素沈着，前額部の突出，下口唇の外反や耳介低位などの特徴的な顔貌異常を呈する（図1）．全身の皮膚は乾燥し，明らかなアトピー性皮膚炎の症状を示す患者が多く，さらに乳房低形成が認められることもある（図2）．新生児期には歯は生えておらず，また健常人でも頭髪は細く短いことがあるので，発汗低下による諸症状と顔貌異常が AED の臨床診断の決定のために極めて重要な所見である．

AED は，伴性劣性，常染色体優性または常染色体劣性の遺伝形式を示すが，伴性劣性遺伝性の家系が大多数を占める．また，いわゆる突然変異による孤発例の患者も存在する．遺伝形式と重症度の相関関係は明らかになっていないが，筆者の私見では，常染色体遺伝性の AED の患者の一部は症状が軽度のことがあるという印象を受けている．

伴性劣性遺伝性の AED は，X 染色体に局在する ectodysplasin（EDA）遺伝子の変異で発症する[4]．EDA 遺伝子からは，多彩なスプライシングが起きることによって複数の異なる蛋白が翻訳・生成されることが知られている[5]．それらのなかで EDA-A1 が外胚葉の発生に最も重要な isoform である．EDA-A1 は tumor necrosis factor（TNF）ligand superfamily に属し，細胞膜に局在する膜蛋白である（図 3, 4）．AED は，主に EDA-A1 の機能を喪失するような変異（機能喪失型変異）によって発症する[4]．また，EDA 遺伝子の全欠損や部分欠損などのダイナミックな変異が同定されることもある[6]．伴性劣性遺伝性の AED は基本的に男性のみが発症するが，例えば患者の母親のように EDA 遺伝子変異を片方の X 染色体に有する女性（保因者）も，軽度の低汗症，乏歯症や顔貌異常などの AED の部分症を呈することがある．これは，女性では各細胞内で片方の X 染色体が不活化されているが（ライオン仮説），野生型の X 染色体が不活化された細胞の割合が多い場合には AED の症状が顕在化するためと考えられる．伴性劣性遺伝性の AED の家系で患者の母親に AED の症状が認められる際には，遺伝形式について常染色体優性との鑑別を要する．伴性劣性遺伝性の AED の保因者の女性で発汗テストを行うと，ブラシュコ線に沿って無汗部と有汗部が交互に観察され縞模様を示すことが多いので，鑑別に有用である．

EDA-A1 は 3 量体を形成して細胞膜に局在しているが，furin という蛋白分解酵素が EDA-A1 の細胞外領域の細胞膜側にある furin cleavage site（furin 切断部位）に作用することで，EDA-A1 が

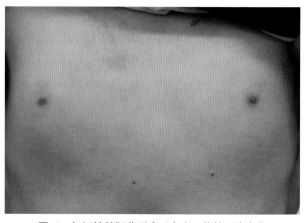

図 2. 無汗性外胚葉形成不全症の体幹の臨床像
22 歳，男性．乾燥肌と色素沈着が顕著であり，軽度の乳房低形成も認められる．

細胞外に遊離・分泌される（図 3, 4）[7]．分泌された EDA-A1 の細胞外領域は collagen-like domain と TNF homology domain を有し，TNF リガンドとしての機能を発揮する（図 3）．

常染色体遺伝性の AED の原因遺伝子は，EDA receptor（EDAR）または EDAR-associated death domain（EDARADD）の 2 つが知られており，それぞれ 2 番染色体と 1 番染色体に局在する[8][9]．EDAR は TNF receptor superfamily に属する EDA-A1 の特異的な受容体であり，3 量体を形成して細胞膜に局在しており，その細胞外領域に EDA-A1 が結合する（図 3, 4）[10]．EDARADD は，細胞内で EDAR と結合する性質を有する EDAR のアダプター蛋白である．EDAR の細胞内領域と EDARADD の C 末端側には death domain（DD）と呼ばれる，異なる動物間でよく保存されたアミノ酸配列から構成される領域があり，EDAR と EDARADD は細胞質内で互いの DD を介して強固に結合している（図 3, 4）[9]．つまり，EDA-A1，EDAR と EDARADD は，一連のシグナル伝達系（Edar シグナル）において，それぞれリガンド，受容体とアダプター蛋白という機能的に密接な関係性にあるため，いずれに異常が生じても AED を発症するのである（図 4）[11]．

Edar シグナルは，下流で TNF receptor-associated factor 6（TRAF6）などを介して最終的に転写因子である nuclear factor-kappa-B（NF-κB）

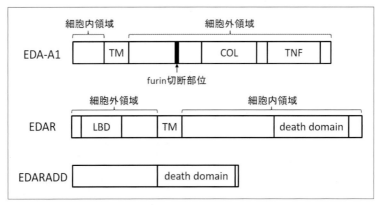

図 3. EDA-A1, EDAR および EDARADD の模式図
EDA-A1 内の furin 切断部位を矢印で示す.
TM：transmembrane domain, COL：collagen-like domain,
TNF：TNF homology domain, LBD：ligand-binding domain

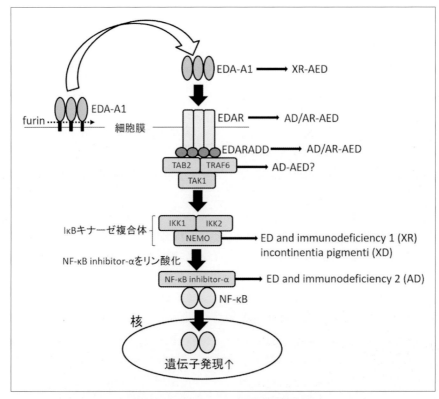

図 4. Edar シグナル伝達系の模式図
Furin によって切断され細胞外に遊離された EDA-A1 が EDAR に結合し, 下流の
シグナルが活性化され, 最終的に NF-κB が核内に移行して遺伝子発現調節を行う.
XR：X-linked recessive, AD：autosomal dominant, AR：autosomal recessive,
XD：X-linked dominant, AED：anhidrotic ectodermal dysplasia

を活性化する[11]. 活性化された NF-κB は核内に移行し, 汗腺, 毛包, 歯牙などの形成に重要な多数の遺伝子の発現を誘導する(図 4).

このように, AED の原因遺伝子は *EDA*, *EDAR* および *EDARADD* であるが, これら 3 つの遺伝子に加え, 欧米人の AED の孤発例に 11 番染色体に局在する *TRAF6* 遺伝子のフレームシフト変異がヘテロ接合型で同定されており[12], 変異型蛋白

が野生型蛋白に対して dominant-negative 効果を示すことが培養細胞レベルで証明されている[13]. 両親は非罹患者で *TRAF6* 遺伝子に同変異が同定されなかったことから, いわゆる突然変異と考えられる[12]. TRAF6 が Edar シグナルの構成分子の1つであること(図4), さらにはマウスの *Traf6* 遺伝子のノックアウトマウスが AED に類似した症状を呈することが報告されていることから[14], *TRAF6* 遺伝子変異がヒトにおいても AED を引き起こすことは十分にあり得るが, 遺伝性を示すかどうかについては不明であり, 今後の症例の蓄積と検討を要する.

2. 免疫不全を伴う AED

Edar シグナルの下流では, NF-κB essential modulator(NEMO)などから構成される IκB キナーゼ複合体が NF-κB inhibitor-α をリン酸化し, その分解を誘導することによって NF-κB が活性化される(図4). NEMO をコードする *IKBKG* 遺伝子は X 染色体に局在しており, その完全な機能喪失型変異によって, 伴性優性遺伝形式を示す色素失調症(incontinentia pigmenti;以下, IP)を発症する[15]. 基本的に女児が発症する疾患だが, 体細胞モザイク変異が生じると男児でも発症しうる. IP は, 出生時からブラシュコ線に沿った水疱が認められ, 加齢とともに色素沈着化することが最大の特徴だが, 一部の患者では乏毛症や乏歯症など AED の部分症状が認められることがある. 興味深いことに, *IKBKG* 遺伝子のミスセンス変異など, 同遺伝子の機能がある程度保たれるような変異(hypomorphic mutation)では, 伴性劣性遺伝形式を示し, AED の症状に加えて重篤な免疫不全を呈する疾患(ED and immunodeficiency 1)を発症することが知られている(図4)[16]. さらに, 14 番染色体に局在し, NF-κB の活性を抑制する機能を有する NF-κB inhibitor-α をコードする *NFKBIA* 遺伝子の機能獲得型変異によっても, 常染色体優性遺伝形式の同様の疾患を発症する(ED and immunodeficiency 2)(図4)[17].

3. Odonto-onycho-dermal dysplasia

Odonto-onycho-dermal dysplasia(以下, OODD)は常染色体劣性遺伝形式を示す外胚葉形成不全症の1つである. 主要な症状として, 乏歯症, 爪甲の低形成, 掌蹠角化症および様々な程度の乏毛症・発汗異常が挙げられる. 発汗異常については, ほとんどの患者が低汗症または無汗症を呈する. ただし, 一部の患者では多汗症を呈すると報告されており, その発症機序は不明である.

OODD は, Wnt シグナルの主要なリガンドの1つをコードする *WNT10A* 遺伝子(2番染色体に局在)の機能喪失型変異で発症する[18]. *WNT10A* 遺伝子変異によって, 乏歯症, 乏毛症および低汗症など AED と重複する症状が出現するのは, Wnt シグナルと Edar シグナルが外胚葉の発生過程で機能的関連性を有するためとみられる[19]. しかしながら, AED と OODD では臨床所見に相違点も多い. 例えば, OODD の患者では AED のような顔貌異常は呈さない. また, OODD ではほぼ必発の症状である爪甲の低形成と掌蹠角化症は AED では極めて稀である[20]. 以上のことから, AED と OODD は別個の疾患であり, 後者の原因遺伝子が *WNT10A* と理解したほうがよい.

4. 先天性無痛無汗症

遺伝性感覚性自律神経性ニューロパチー(hereditary sensory and autonomic neuropathy)は I〜V 型に分類されているが, その IV 型が先天性無痛無汗症(congenital insensitivity to pain with anhidrosis;以下, CIPA)である. CIPA は常染色体劣性遺伝性疾患で, 出生時から温痛覚の欠損と無(低)汗症を呈することが主症状であるが, 軽度〜重度の精神発達遅滞も伴うので, 単なる末梢神経性の疾患ではないと解釈される[21]. AED と同様に, 低汗または無汗により皮膚が乾燥しており, 発熱や熱中症を繰り返す. また, 温知覚の欠損により熱さ・冷たさ・寒さなどを感じることができないので, 熱傷・過度の日焼け(sunburn)・凍傷・低体温症なども高頻度に引き起こす. さらに, 痛覚が欠損している一方で運動神経

は正常であるため，激しい運動，転倒や打撲など
による外傷，血腫形成，骨折や関節脱臼を頻繁に
生じ，関節破壊によって歩行不能になる患者も多
く存在する．乳幼児期には，歯で舌，口唇や指先
を噛み切ってしまう傾向があり，外傷部位からの
細菌感染による蜂窩織炎，骨髄炎および敗血症も
発症し得る．適切なケアを行わないと，無汗によ
る諸症状や敗血症が原因となり小児期に亡くなる
ことがある．CIPA は神経性疾患であるため脳神
経内科が主科になることが多いが，皮膚に様々な
症状をきたすので，皮膚科医が診療に携わる機会
もしばしばある．

CIPA は，1 番染色体に局在する neuropathic
tyrosine kinase receptor type 1（*NTRK1*）遺伝子
の機能喪失型変異で発症する[22]．CIPA では，同
遺伝子の機能不全によって末梢神経 Aδ および末
端 C 線維の形成に異常をきたすために温痛覚が欠
損する．また，エクリン汗腺の分布密度と形態は
正常であるにもかかわらず無（低）汗症を発症す
る．日本人においては3種類の創始者変異（先祖を
共通とする変異）が知られており，特にフレーム
シフト変異 p.Arg554Glyfs*104 が最も高頻度に同
定される[23]．

先天性無汗症の対症療法と
生活指導のポイント

いずれのタイプの無汗症の患者でも乾燥肌が必
発なので，保湿剤の使用が勧められる．皮膚炎を
伴うようであれば，適宜ステロイド外用薬も使用
するとよい．特に夏場では，こまめに水分を補給
し，炎天下に長時間いないように指導する．

CIPA では日焼け予防のために紫外線対策を行
い，さらには冬場や涼しい部屋での低体温症にも
留意する必要がある．また，整形外科やリハビリ
テーション科とも連携して，転倒・骨折を予防す
るための装具の作製や生活指導を行うことがとて
も重要である．

AED と OODD の乏歯症に対しては義歯の使用
が一般的だが，インプラントも治療の選択肢の1

つである．ただし，外胚葉形成不全症では歯槽骨
が脆弱なために，インプラントが不適な患者もい
ることに留意すべきである．乏毛症に対しては，
その重症度や患者の希望に応じて義髪（wig）の使
用を考慮する．

おわりに

本稿では詳しく紹介しなかったが，*TP63* 遺伝
子の変異による外胚葉形成不全症や[24][25]，α-
galactosidase（*GLA*）遺伝子の変異による Fabry
病[26]などでも低汗症を呈し得る．先天性無汗症の
研究で得られた知見は，病態およびエクリン汗腺
の発生・分化のメカニズムの解明に大きく貢献し
ている．Fabry 病のように既に治療法が確立され
ている疾患もあるが，今後も病態を踏まえた先天
性無汗症に対する新規の治療法の開発が期待され
る．

文　献

1) Hashimoto K, Gross BG, Lever WF：The ultra-
   structure of the skin of human embryos. I. The
   intraepidermal eccrine sweat duct. *J Invest Der-
   matol*, **45**：139-151, 1965.
2) Lu C, Fuchs E：Sweat gland progenitors in
   development, homeostasis, and wound repair.
   Cold Spring Harb Perspect Med, **4**：a015222,
   2014.
3) Shimomura Y, Christiano AM：Biology and
   genetics of hair. *Ann Rev Gonomics Hum Genet*,
   11：109-132, 2010.
4) Kere J, Srivastava AK, Montonen O, et al：X-
   linked anhidrotic（hypohidrotic）ectodermal dys-
   plasia is caused by mutation in a novel trans-
   membrane protein. *Nat Genet*, **13**：409-416, 1996.
5) Bayés M, Hartung AJ, Ezer S, et al：The anhi-
   drotic ectodermal dysplasia gene（EDA）under-
   goes alternative splicing and encodes ectodys-
   plasin—A with deletion mutations in collage-
   nous repeats. *Hum Mol Genet*, **7**：1661-1669,
   1998.
6) Hayashi R, Farooq M, Fujikawa H, et al：Case of
   hypohidrotic ectodermal dysplasia caused by a

large deletion mutation in the EDA gene. *J Dermatol*, **40** : 281-283, 2013.

7) Elomaa O, Pulkkinen K, Hannelius U, et al : Ectodysplasin is released by proteolytic shedding and binds to the EDAR protein. *Hum Mol Genet*, **10** : 953-962, 2001.

8) Monreal AW, Ferguson BM, Headon DJ, et al : Mutations in the human homologue of mouse dl cause autosomal recessive and dominant hypohidrotic ectodermal dysplasia. *Nat Genet*, **22** : 366-369, 1999.

9) Headon DJ, Emmal SA, Ferguson BM, et al : Gene defect in ectodermal dysplasia implicates a death domain adapter in development. *Nature*, **414** : 913-916, 2001.

10) Yan M, Wang LC, Hymowitz SG, et al : Two-amino acid molecular switch in an epithelial morphogen that regulates binding to two distinct receptors. *Science*, **290** : 523-527, 2000.

11) Mikkola ML : Molecular aspects of hypohidrotic ectodermal dysplasia. *Am J Med Genet A*, **149A** : 2031-2036, 2009.

12) Wisniewski SA, Trzeciak WH : A rare heterozygous TRAF6 variant is associated with hypohidrotic ectodermal dysplasia. *Br J Dermatol*, **166** : 1353-1356, 2012.

13) Fujikawa H, Farooq M, Fujimoto A, et al : Functional studies for the TRAF6 mutation associated with hypohidrotic ectodermal dysplasia. *Br J Dermatol*, **168** : 629-633, 2013.

14) Naito A, Yoshida H, Nishioka E, et al : TRAF6-deficient mice display hypohidrotic ectodermal dysplasia. *Proc Natl Acad Sci U S A*, **99** : 8766-8771, 2002.

15) Smahi A, Courtois G, Vabres P, et al : Genomic rearrangement in NEMO impairs NF-kappaB activation and is a cause of incontinentia pigmenti. The International Incontinentia Pigmenti (IP)Consortium. *Nature*, **405** : 466-472, 2000.

16) Döffinger R, Smahi A, Bessia C, et al : X-linked anhidrotic ectodermal dysplasia with immunodeficiency is caused by impaired NF-kappaB signaling. *Nat Genet*, **27** : 277-285, 2001.

17) Courtois G, Smahi A, Reichenbach J, et al : A hypermorphic IkappaBalpha mutation is associated with autosomal dominant anhidrotic ectodermal dysplasia and T cell immunodeficiency. *J Clin Invest*, **112** : 1108-1115, 2003.

18) Adaimy L, Chouery E, Megarbane H, et al : Mutation in WNT10A is associated with an autosomal recessive ectodermal dysplasia : the odonto-onycho-dermal dysplasia. *Am J Hum Genet*, **81** : 821-828, 2007.

19) Fliniaux I, Mikkola ML, Lefebvre S, et al : Identification of dkk4 as a target of Eda-A1/Edar pathway reveals an unexpected role of ectodysplasin as inhibitor of Wnt signalling in ectodermal placodes. *Dev Biol*, **320** : 60-71, 2008.

20) Cluzeau C, Hadj-Rabia S, Jambou M, et al : Only four genes(EDA1, EDAR, EDARADD, and WNT10A)account for 90% of hypohidrotic/anhidrotic ectodermal dysplasia cases. *Hum Mutat*, **32** : 70-77, 2011.

21) Indo Y : NTRK1 Congenital Insensitivity to Pain with Anhidrosis. GeneReviews®[Internet]Seattle(WA)(Adam MP, et al eds), University of Washington, Seattle, pp. 1993-2020, 2008.

22) Indo Y, Tsuruta M, Hayashida Y, et al : Mutations in the TRKA/NGF receptor gene in patients with congenital insensitivity to pain with anhidrosis. *Nat Genet*, **13** : 485-488, 1996.

23) Indo Y : Molecular basis of congenital insensitivity to pain with anhidrosis(CIPA) : mutations and polymorphisms in TRKA(NTRK1)gene encoding the receptor tyrosine kinase for nerve growth factor. *Hum Mutat*, **18** : 462-471, 2001.

24) Celli J, Duijf P, Hamel BC, et al : Heterozygous germline mutations in the p53 homolog p63 are the cause of EEC syndrome. *Cell*, **99** : 143-153, 1999.

25) McGrath JA, Duijf PH, Doetsch V, et al : Hay-Wells syndrome is caused by heterozygous missense mutations in the SAM domain of p63. *Hum Mol Genet*, **10** : 221-229, 2001.

26) Hopkin RJ, Jefferies JL, Laney DA, et al : The management and treatment of children with Fabry disease : A United States-based perspective. *Mol Genet Metab*, **117** : 104-113, 2016.

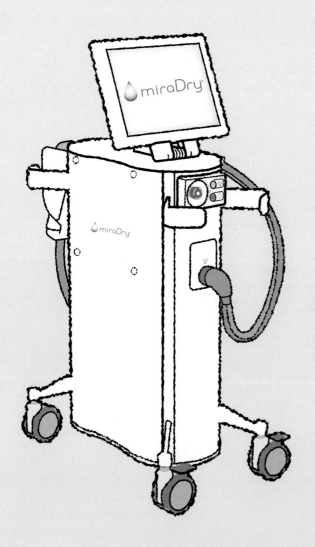
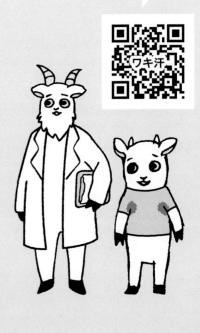

MB Derma, 309：53-59, 2021.

◆特集／どう診る？汗の病気

多汗症治療の実際

藤本智子*

Key words：原発性局所多汗症(primary focal hyperhidrosis)，外用塩化アルミニウム(topical aluminum chloride)，イオントフォレーシス(iontophoresis)，外用・内服抗コリン薬(topical and oral anticholinergic)，A型ボツリヌス毒素(botulinum toxin type A)

Abstract　多汗症は，特に明らかな原因がない原発性(特発性)多汗症，なにかしらの疾患が誘因である続発性(二次性)多汗症に分類される．発汗の機序としては周囲の気温や湿度に左右される温熱性発汗と，緊張や集中といった情動に誘発される精神性発汗に分類される．患者は自分でコントロールできない多汗症状により，感情的，身体的，社会的に多大な悪影響を受けることで日常生活上での様々な場面で支障を感じ，自身の能力を発揮できない状態に陥る．そのような状況にあれば，医療機関で適切な治療を受けることができる．治療の目標は，各々が多汗であることにより失われていた自身の能力を発揮できる状態になることである．自身の汗で困った経験があると答えた人は本邦の8人に1人と高頻度であり，本来の汗の役割(体温調節・保湿機能など)の正しい理解と必要性を周知したうえで，患者が障害を受けているポイントがどこにあるのかを把握し，個々の治療にあたることが望まれている．

多汗症の定義・診断基準・重症度

　原発性局所多汗症は，"明確な原因がないにもかかわらず過剰な量の汗が出てしまい，日常生活に支障が生じる"状態であり，その発汗が頭部・顔面，手掌，足底，腋窩といった局所に著明な場合を原発性局所多汗症と定義し，それ以外の部位も広く含む場合は原発性全身性多汗症と定義する．また，多汗がなにかの原因で起こっている状態を続発性多汗症と定義し，発汗を誘導するような薬剤，循環器疾患，悪性腫瘍，感染症，神経学的疾患，内分泌・代謝疾患，末梢神経障害，Frey症候群といった疾患の検索を行う．しかし典型的な原発性多汗を訴えるうちの93%は原発性であった報告[1]からもうかがえる通り，日常診療において鑑別疾患を疑う場合は，以下の問診(表1)を行っ

たうえで特徴から外れた訴えを示した場合には積極的に他の疾患の存在を検索する[2]．診断が確定したら，多汗症状により患者の日常生活がどの程度の支障をきたしているか，その度合いをスコア化した問診で確認可能なhyperhidrosis disease severity scale(HDSS)(表2)にて評価する．HDSSスコアは状態の把握のために治療前後で行っていくことが勧められる．

多汗症の疫学

　本邦で行った局所多汗症に関する疫学調査(5〜64歳対象)では，頭部・顔面，手掌，足底，腋窩といった部位いずれかの多汗が気になっていると答えた人は12.8%と，約8人に1人の割合で多汗症状を自覚，不快に感じていた．部位別では腋窩が5.75%，手掌が5.33%，頭部・顔面が4.7%，足底が2.79%と，多汗部位により罹患率に差があり，部位別の発症年齢は腋窩で19.5歳，手掌で13.8歳，頭部・顔面では21.2歳，足底で15.9歳

* Tomoko FUJIMOTO, 〒171-0021 東京都豊島区西池袋1-39-4-3F 医療法人社団紬心会池袋西口ふくろう皮膚科クリニック，院長

表 1. 原発性局所多汗症の診断基準

● 原因不明の過剰な局所性発汗(掌蹠・腋窩・顔面・頭部)が6か月以上持続して認められ
以下の6項目中2項目以上を満たす
　・発症が25歳以下　　　　　　・睡眠中は発汗症状がみられない
　・両側性かつ左右対称性　　　・1回/週以上，多汗のエピソードがある
　・家族歴がある　　　　　　　・日常生活に支障をきたす
● 続発性多汗症を鑑別

表 2. Hyperhidrosis disease severity scale(HDSS)

① 発汗は全く気にならず，日常生活に全く支障がない.
② 発汗は我慢できるが，日常生活にときどき支障がある.
③ 発汗はほとんど我慢できず，日常生活に頻繁に支障がある.
④ 発汗は我慢できず，日常生活に常に支障がある.

の重症度に分類し，③，④ を重症とする.

手足	腋窩	頭部顔面
・握手ができない ・PC、モバイル全般に支障 ・サンダル履けない ・ピアノ、鉄棒、武道など困る ・授業、試験の場面	・洋服の色、素材で困る ・手を挙げられない ・発汗に伴う臭いが気になる ・洋服の黄ばみ	・隠せない ・対面が苦手になる ・髪の毛を伸ばす ・ハンカチが手放せない

図 1. 部位別:多汗症状から起こる生活上の支障の内容

と，それぞれ異なっていた[3].2016年，米国のオンライン調査(8,160人対象)では局所多汗症の罹患率4.8%[4]であり，2013年，ドイツでは局所の多汗は4.6%(手掌23%，足底29%，腋窩44%，16〜70歳対象)であった[5].2016年のスウェーデンでの局所多汗症の割合は5.5%(18〜60歳対象，全1,353人)[6]と，それぞれの国や地域で発症頻度が報告されている.さらに，上海とバンクーバーで皮膚科外来を受診した患者における多汗症の有病率は，それぞれ14.5%と12.3%で類似したが，白人は中国人と比べて腋窩多汗症を発症する可能性が2.5倍高くなっていた報告があり，局所多汗症の疫学には民族，年齢，肥満度，性別により違う可能性があり興味深い[7].

多汗症状から起こる患者の訴え

　患者が社会生活を送るうえで多汗症状から起こ

る支障の内容としては，発汗部位によりそれぞれ特徴がある(図1)が，いずれも感情的，身体的，社会的に多大な悪影響を及ぼすため，患者の生活の質が著しく低下すること[8]や，労働生産性が50%程度と高度に障害される[9]ことが知られている.自身で汗のコントロールができない状態が続くため，多汗症の患者において不安障害やうつ傾向は多汗を有さない群と比べて合併率が有意に高いことが認められている[10)11].さらに，多汗症に罹患し支障を感じている層は10〜50歳代まで[1]の学生生活や社会活動のなかで周囲との人間関係が活発な年代である.この年代は，ネット検索やSNSなどから多くの検索をし，知識を得て来院することが大半であり，受診までに自己判断で多種類の購入可能な制汗剤や汗に対応した衣類などを既に試していることが多い一方で，溢れる多くの情報の信頼性に不安を持ちながら使用している例

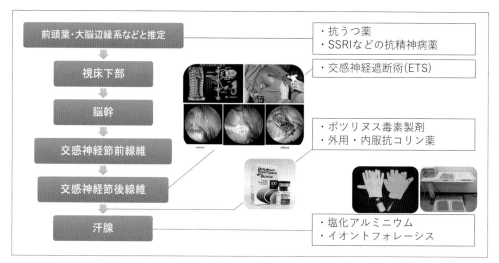

```
前頭葉・大脳辺縁系などと推定 ────────────────┐   ・抗うつ薬
                                          ・SSRIなどの抗精神病薬
        ↓
     視床下部 ─────────────────────────────  ・交感神経遮断術(ETS)

        ↓
      脳幹

        ↓                                   ・ボツリヌス毒素製剤
   交感神経節前線維                             ・外用・内服抗コリン薬

        ↓
   交感神経節後線維

        ↓                                   ・塩化アルミニウム
      汗腺 ─────────────────────────────────  ・イオントフォレーシス
```

図 2. 精神性発汗経路の模式図

も多くみられる.

発汗の機序

多汗状態においては,主に全身または局所のエクリン汗腺から過剰な低張の水分が発汗として産生される現象が起こっているが,発汗を促す機序としては,体温調節に関連して起こる"温熱性発汗"と,緊張や集中,感情といった情動に関連して起こる"精神性発汗",さらに食事をしたときの味覚神経が発汗神経に連絡した誤作動に関連して起こる"味覚性発汗"などが挙げられる.本稿では一般的に原発性局所多汗症で起きていると考えられる"精神性発汗"の機序について紹介したい.精神性発汗の発症機序については情動に対する交感神経系の過剰反応であり,高次精神活動を行う前頭葉新皮質や,情動性活動を行う辺縁系が精神性発汗中枢(局在不明)に促進的にはたらくことで起こることが予想されている[12].その後は温熱性発汗経路と同様に視床下部から脳幹,交感神経節前線維へと発汗刺激が伝わり,交感神経節後線維の神経終末から神経電達物質のアセチルコリンが放出され,エクリン汗腺上に発現するムスカリン受容体サブタイプ3(M3)に結合し,発汗が誘発される(図2).過去には症例報告ながら偶発性の脳腫瘍や炎症が起こった症例で,その障害された該当部位の手掌発汗異常が起こり,炎症の改善や病巣の摘出後にその発汗異常が回復した報告[13)14)]があ

る.筆者も過去に掌蹠多汗症の患者群と健常人群における発汗誘発性の脳血流分布についてSPECTを用いてみたところ,掌蹠多汗症患者群において発汗誘発時に前頭葉の一部の脳血流の上昇を認めたため[15)],原発性掌蹠多汗症には脳の器質異常または機能異常がある可能性が考えられるが,いまだ詳細については不明である.

発汗検査方法

発汗量を数値化できることから,多汗症の重症度判定や治療前後の有効性の評価として用いることができる.しかし,測定に際しては検査機器が普及していない点,検査が保険点数に収載されていない点(発汗障害を呈する疾患においての全身の発汗分布の評価のための発汗測定については保険収載あり),時間とテクニックが必要になる点などから,実施できる医療機関は非常に少なく一般的ではないことが現状である.多汗症においては,主に下記に記載する1,2の評価が適する.

1.重量計測法

事前に重量を計測したろ紙を発汗部位に5分間密着させ,汗を含んだろ紙を再度測定し,前後の差を発汗重量とする.腋窩多汗症で比較的多く用いられ,およそ50 mg以上の発汗を呈する場合,重度腋窩多汗症と診断できる.測定に際しては,同一個人でも測定時間帯,気温,湿度,季節,慣れといった測定環境により大きく異なるため,再

現性を一定に保てないことが問題点ではある.

2．換気カプセル法

皮膚面を密閉したカプセルで覆い，カプセル内に一定流量で乾燥ガスを流し汗を蒸発させ，カプセルを経由する前後の湿度を2つのセンサーで検出した差から発汗量を換算する差分方式の発汗測定装置が現在主流である．カプセル部分は小さく，全身のあらゆる部位の発汗の測定にも用いることができる．一部分の発汗量の経時的な変化や，積算，平均値などを解析することも可能であり，発汗の状態の評価に有用である（スキノス技研販売 FTS-300，西澤電機計器製作所 SKN-2000）.

3．定量的軸索反射性発汗試験（quantitative sudomotor axon reflex tests；QSART）

前述の換気カプセルの外周に，カプセル内部に直接触れないよう，直流電流を通じてイオントフォレーシスができる装置（スキノス技研販売）を設置し，2.0 mA の直流電流で10%アセチルコリン塩化物（オビソート®）をイオントフォレーシスすると，隣接する節後線維の末梢神経分岐部を介して直接触れていない換気カプセル部で発汗測定ができる．交感神経節前，節後，汗腺の異常の鑑別として用いる.

4．サーモグラフィー

発汗部位は，気化熱を奪われることにより体温低下が起こることから，発汗前の状態と，運動負荷，温熱負荷などで発汗誘発後の状態をサーモグラフィーで撮影し，発汗部分の体温低下部位を確認する目的として用いる．無汗症や代償性発汗，Ross症候群など，全身性の発汗評価法として用いることがある.

5．Impression mold technique（IMT）

歯科用シリコン剤が一定時間で固まることを用いて，発汗部位にシリコンを外用し，発汗部位がシリコンを押し上げて固まった部分の凹みを発汗量として定量化する手法である．また，この方法では皮膚表面の状態も記録されることから，皮溝と皮丘と汗管の位置関係と発汗滴の状態などを可視化分析することが可能[16][17]である.

6．Optical coherence tomography（OCT）

光コヒーレンストモグラフィは，光干渉を利用した高い分解能を持つ断層イメージングであり，生体における個々の汗管レベルでの発汗動態や三次元解析を非侵襲的に行うことができる．また，角層から表皮上層までの発汗動態の観察を行うことができるため，表皮内での発汗動態を解析できる可能性がある[18].

多汗症の治療方針

以上を踏まえ，多汗を訴えて来院する患者に対しては，現在のところ明らかな原因の特定はできていないため，治療法は対症療法であること，多汗のために日常生活が障害を受けていると自身が感じた時点で治療を開始してよいこと，治療法は発汗部位や，汗の重症度に応じた選択肢があり，単一もしくは複数組み合わせた治療により患者一人一人にとって最適なものを選ぶこと，汗が減少することにより日常生活が過ごしやすく自身のパフォーマンスが上昇し，不安感が改善することを長期的な目標として決定していくとよいであろう.

各治療方法の特徴

1．塩化アルミニウム製剤（処置薬として）

現在，あらゆる部位の多汗症状に対して第一選択肢として用いられる治療法である．発汗部位や重症度に適した濃度で使用するのがよい（掌蹠については20〜50%程度，その他部位は10〜20%程度が勧められる．剤型は水溶液や軟膏，クリームタイプを適宜適所に使用するとよい）．発汗抑制の機序としては汗の内容物である PAS 陽性のムコ多糖類と塩化アルミニウムが凝集塊を作り汗孔を塞ぐことで発汗が抑制される[19][20]．製薬ではないため処置薬としての扱いになるが，効果は二重盲検下で原発性手掌多汗症に対して有効であることが検証され[21]，外用部位の刺激性接触皮膚炎が一定頻度で起こることがあるが，自己調節により長期外用もでき[22]，安価でもあるためまず行う治

療である.

2．水道水イオントフォレーシス療法

電流を通電することにより生じる水素イオンが汗孔部を障害し狭窄させることにより発汗を抑制する機序[23]であり，機器の性状から主に掌蹠の多汗症に対して用いられる．5〜15 mA，10〜15 分程度の通電を週1回程度の頻度で行い，およそ5〜10回の間に発汗が抑制される[24]ため，発汗の様子で頻度は自己調節する．治療は保険適用であり，IP-30が用いられる．

3．A型ボツリヌス毒素局注療法

A型ボツリヌス毒素（BT-A）は精製度が高く，効力や作用時間が最も優れており，コリン作動性神経の接合膜からのアセチルコリン放出を抑制する作用がある[25]ため，主に多汗症の治療に用いられている．重度の腋窩多汗症に対しては保険適用であるが，その他の部位への投与については保険外治療となる．施注に関しては資格取得（https://gskpro.com/ja-jp/products-info/botox/all/flow/）のうえで使用することが必要である．

4．内服抗コリン薬

多汗症へ投与された内服抗コリン薬のシステマティックレビュー[26]によると，oxybutynin を投与された患者の平均76.2%の多汗症状が改善し，methantheline bromide は腋窩で41%，手掌で16.4%の発汗が減少した．副作用で最も多いのは口渇（平均 oxybutynin で73.4%，methantheline bromide で68.8%）であり，平均で10.9%の患者が口渇の副作用のために投薬を中断したと報告されている．前立腺肥大症や閉塞性緑内障には禁忌であり，投薬に際しては問診と内服に対しての注意喚起が必要である．現在，他の治療との併用や，特に発汗が気になるイベント前に自己調節にて服用する方法が一般的である．

5．外用抗コリン薬

本邦で sofpironium bromide が原発性腋窩多汗症に使用可能な抗コリン作用を持つ外用薬として開発，販売された．経皮的に吸収されることにより，全身的な抗コリン作用が抑えられ，かつ局所

の皮膚への刺激が少ないという特徴を持つ剤型である[27]．現在は腋窩多汗症に対してのみ使用が認められており，腋窩多汗症においては塩化アルミニウムと並ぶ第一選択薬としての位置づけとなるであろう．米国では同様の glycopyrronium tosylate[28]が使用されており，今後複数の同効薬剤の登場が待たれる．さらに他の部位へ外用できるようになることも今後期待される．使用上の注意点としては全身的な抗コリン作用と同時に，特に目への付着による散瞳などの可能性があり，使用に際しての注意が必要である．

6．胸部交感神経遮断術（ETS）

発汗経路の交感神経の神経節を切除，クリップ，焼灼などにより破壊する手術である．ETSにより手掌の発汗はほぼ100%停止するが，代償性発汗を高率に合併するため，施術には事前の説明と患者の強い希望があるときに行う[1]．

7．マイクロ波による焼灼術

汗腺が存在する深さにマイクロ波を照射し，加熱することにより汗腺を焼灼することで発汗を減少させる機序で行う方法であり，本邦での報告では発汗量と自覚症状ともに12か月後まで有意差を持って改善した報告[29]があるが，現在のところ保険適用外治療である．

治療アルゴリズムについて

多汗部位や患者の年齢，ライフイベントなどに応じて適した治療を選択，提示し組み立てることが望ましい．治療の特徴と副作用や患者への侵襲の度合い，医療費など総合的に治療を組み立てる．外用抗コリン薬の登場で変更された2019年の米国での診療アルゴリズム（図3）を参照に，本邦でも同様の治療の選択肢になることが予想される[30]．

文　献

1) Walling HW：Clinical differentiation of primary from secondary hyperhidrosis. *J Am Acad Der-*

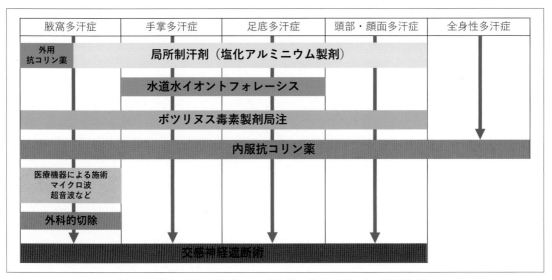

図 3. 米国の多汗症診療アルゴリズム（2019 年時点，筆者改変）

matol, **64**：690-695, 2011.

2) 藤本智子，横関博雄，片山一朗ほか：原発性局所多汗症診療ガイドライン 2015 年改訂版．日皮会誌，**125**(7)：1379-1400，2015.

3) Fujimoto T, Kawahara K, Yokozeki H：Epidemiological study and considerations of focal hyperhidrosis in Japan：From questionnaire analysis. *J Dermatol*, **40**：886-890, 2013.

4) Doolittle J, Walker P, Mills T, et al：Hyperhidrosis：an update on prevalence and severity in the United States. *Arch Dermatol Res*, **308**：743-749, 2016.

5) Augustin M, Radtke MA, Herberger K, et al：Prevalence and Disease Burden of Hyperhidrosis in the Adult Population. *Dermatology*, **227**(1)：10-13, 2013.

6) Shayesteh A, Janlert U, Brulin C, et al：Prevalence and Characteristics of Hyperhidrosis in Sweden：A Cross-Sectional Study in the General Population. *Dermatology*, **232**(5)：586-591, 2016.

7) Liu Y, Bahar R, Kalia S, et al：Hyperhidrosis Prevalence and Demographical Characteristics in Dermatology Outpatients in Shanghai and Vancouver. *PLoS One*, **11**(4)：e0153719, 2016.

8) Hamm H, Naumann MK, Kowalski JW, et al：Primary focal hyperhidrosis：disease characteristics and functional impairment. *Dermatology*, **212**：343-353, 2006.

9) 厚生労働科学研究費補助金 難治性疾患克服研究事業「特発性局所多汗症の疫学調査，脳血流シン

チの解析による病態解析及び治療指針の確率」平成 21 年度総括・分担研究報告書．pp. 13-15, 2010.（https://mhlw-grants.niph.go.jp/niph/search/NIDD00.do?resrchNum=200936075 A）

10) Bahar R, Zhou P, Liu Y, et al：The prevalence of anxiety and depression in patients with or without hyperhidrosis(HH). *J Am Acad Dermatol*, **75**(6)：1126-1133, 2016.

11) Gatto GM, Lima SO, Pinto AF, et al：Evaluation of anxiety and depression prevalence in patients with primary severe hyperhidrosis. *An Bres Dermatol*, **89**(2)：230-235, 2014.

12) Ogawa T, Sugenoya J：Pulsatile sweating and sympathetic sudomotor activity. *Jpn J Physiol*, **43**：275-280, 1993.

13) Asahina M, Suzuki A, Mori M, et al：Emotional sweating response in a patient with bilateral amygdale damage. *Int J Psychophysiol*, **47**：87-93, 2003.

14) Iseri PK, Bayramgurler D, Koc K：Unilateral localized hyperhidrosis associated with frontal lobe meningioma. *Neurology*, **63**：1753-1754, 2004.

15) 水澤英洋，三條伸夫，藤本智子ほか：厚生労働科学研究費補助金難治性疾患克服研究事業 特発性発汗異常症・色素異常症の病態解析と新規治療薬開発に向けた戦略的研究班分担研究報告書 掌蹠多汗症の患者多数例における発汗変化量と脳血流変化量の相関解析，2014.

16) Vilches JJ, Navarro X：New silicons for the evaluation of sudomotor function with the impres-

sion mold technique. *Clin Auton Res*, **12**(1)：20-23, 2002.

17）Shiohara T, Doi T, Hayakawa J：Defective sweating responses in atopic dermatitis. *Curr Probl Dermatol*, **41**：68-79, 2011.

18）Kato K, Al-Sobaihi S, Al-Busani H, et al：Analysis of sweating by optical coherence tomography in patients with palmoplantar hyperhidrosis. *J Dermatol*, 2020. doi：10.1111/1346-8138.15694.（Online ahead of print）

19）Hozle E, Braun-Falco O：Structural changes in axillary eccrine glands following long-term treatment with aluminum chloride hexahydrate. *Br J Dermatol*, **110**：399-403, 1984.

20）Yanagishita T, Tamada Y, Ohshima Y, et al：Histological localization of aluminum in topical aluminum chloride treatment for palmar hyperhidrosis. *J Dermatol Sci*, **67**：69-71, 2012.

21）藤本智子，井上梨紗子，横関博雄ほか：原発性手掌多汗症に対する二重盲検下での塩化アルミニウム外用剤の有効性の検討．日皮会誌，**123**(3)：281-289，2013.

22）藤本智子，横関博雄：原発性手掌多汗症に対する長期50％塩化アルミニウム外用剤使用の効果と副作用．*J Environ Dermatol Cutan Allergol*, **9**(4)：238-242，2015.

23）Sato K, Timm DE, Sato F, et al：Generation and transit pathway of H+ is critical for inhibition of palmar sweating by iontophoresis in water. *J Appl Physiol*, **75**：2258-2264, 1993.

24）横関博雄，大城由香子，片山一朗ほか：掌蹠局所多汗症の治療効果の定量的評価．日皮会誌，**102**：583-586，1992.

25）Rusciani L, Severino E, Rusciani A：Type A botulinum toxin：a new treatment for axillary and palmar hyperhidrosis. *J Drugs Dermatol*, **1**：147-151, 2002.

26）Cruddas L, Baker DM：Treatment of primary hyperhidrosis with oral anticholinergic medications：a systematic review. *J Eur Acad Dermatol Venereol*, **31**(6)：952-963, 2017.

27）Yokozeki H, Fujimoto T, Abe Y, et al：A phase 3, multicenter, randomized, double-blind, vehicle-controlled, parallel-group study of 5% sofpironium bromide（BBI-4000）gel in Japanese patients with primary axillary hyperhidrosis. *J Dermatol*, 2021. doi：10.1111/1346-8138.15668.（Online ahead of print）

28）Glaser DA, Hebert AA, Nast A, et al：Topical glycopyrronium tosylate for the treatment of primary axillary hyperhidrosis：Results from the ATMOS-1 and ATMOS-2 phase 3 randomized controlled trials. *J Am Acad Dermatol*, **80**：128-138, 2019.

29）Kaminaka C, Mikita N, Inaba Y, et al：Clinical and histological evaluation of a single high energy microwave treatment for primary axillary hyperhidrosis in Asians：A prospective, randomized, controlled, split-area comparative trial. *Lasers Surg Med*, **51**(7)：592-599, 2019.

30）Nawrocki S, Cha J：The etiology, diagnosis, and management of hyperhidrosis：A comprehensive review：Therapeutic options. *J Am Acad Dermatol*, **81**(3)：669-680, 2019.

【コラム】治療対象年齢について

　多汗，汗に対して，マイナスイメージを持ってしまうような市販の制汗剤などの宣伝広告のためか，社会的に空調が効いてデスクワークなどの仕事が増えてきたためか，人間関係を形成する過程や構築の仕方が「昔」とは変わってきているためなのか，多汗で悩む人は確実に増えてきている．例えば，3歳の幼児の主に手掌の多汗について，頻度は低いが親が受診にくることを経験する．このような場合，多汗と言われた幼児本人はまだ自主的な治療の根拠となる生活上の支障が自覚困難であることは明らかである．汗が多くて友達と手をつなぐときに嫌がられたり，粘土や折り紙などのときにうまくできなかった経験をさせたくない親心も理解できるが，その前に，子どもを取り巻く教育者，保護者に多汗症に対しての理解が圧倒的に乏しいことが一番の問題である．筆者が個人的に考える多汗症の適切な治療開始時期は，患者自身が多汗のことで生活の質が損なわれると自覚し，それに対して自主的に治療を行う意思があることを確認できた時点である．多汗であることを負い目に感じるような空気感が社会にあることはそもそも正しいあり方なのか？という観点を問いていくことは，もしかしたら一番重要なのではないか？今後の課題として，多汗症の認知度を上げ，正しい知識を持って対応する教育活動も同時に行っていくことが望まれると思う．

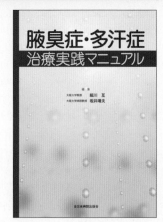

MB Derma, 309：61-66, 2021.

◆特集／どう診る？汗の病気
腋臭症の病態と治療

田邉裕美*

Key words：腋臭症(osmidrosis)，診断(diagnosis)，保存的治療(conservative therapy)，手術(surgical treatment)，合併症(postoperative complication)

Abstract 我が国では古くから腋臭症に対する関心が高く，保険診療による手術が可能である．腋臭症は思春期前後から受診する患者が多いが，重症度，すなわち手術適応の判断には問診やガーゼテストが重要である．問診では家族歴や耳垢の形態，すなわち軟耳垢であることが腋臭症との関係が深いことが知られている．軽症ではまず保存的治療を試み，改善が得られない場合は手術を検討する．保存的治療は多汗症治療でも用いられる塩化アルミニウム液や消毒薬成分を含む市販のローションなどの外用が主体である．手術術式としては皮弁法が普及しており，かつ最も治療効果が高いと考えられている．術後合併症として血腫や縫合不全が生じ得るが，通常，保存的治療で軽快する．しかし，皮膚血流温存の観点からアポクリン腺組織をすべて除去できるわけではないため，術後も制汗剤などを併用すべき症例もあることに留意すべきである．

はじめに

腋臭症は一般的に「わきが」として知られ，身体的というより精神的および社会的背景から治療の対象とされてきた．原因は汗腺から分泌された汗の成分が，グラム陽性菌属やコリネバクテリウム属を主とする腋窩皮膚表在菌により代謝されることで種々の脂肪酸，揮発性ステロイド類が産生され，独特の臭いが発生するとされる[1]．

腋臭症の程度や意識には個人差があるが，なかには自己臭恐怖症と思われる過敏な患者も来院することから，丁寧な診察で的確な治療が提供できるように心がけたい．

疫学

腋臭症は優性遺伝であり古くから湿性耳垢との関連が示唆されてきた．日本人のうち耳垢が湿性である割合は16％程度とされているが，腋臭症の

* Yumi TANABE，〒296-8602 鴨川市東町929
亀田総合病院形成外科，部長

患者では95％以上が湿性耳垢であるといわれている．一方，欧米人では湿性耳垢の割合が非常に高いこともあり，腋臭は生理的なものとみなされている．2006年にヒト耳垢乾湿型の決定遺伝子が16番染色体の*ABCC11*遺伝子にあることが発見された[2]ことも，本疾患が遺伝的要素を持つ裏付けだといえる．

診断のための検査と重症度分類

現時点では腋臭症の重症度を客観的に評価できる方法はないが，家族歴，耳垢の型，衣服の黄染の有無などの問診は重要である．また季節変動や発汗量，周囲からの指摘があるかについても問診し，どの程度日常生活に支障を感じているか確認する．日常診察においては受診以前から市販の外用薬を使用しているケースが多い．重症度の診断に一般的に用いられるのはガーゼテスト（表1）[3]であり，当日無処置の状態で腋窩に挟んだガーゼを医療者側の嗅覚で判定する．グレードは5段階評価であり，グレード2以上であれば手術適応と

表 1. 腋臭症の重症度分類

グレード	程　　度
0	「臭わない」．判定時にはまったく臭わない．
1	「弱い」．注意深く嗅げばわかる．
2	「やや強い」．鼻先に近づけばはっきりわかる．
3	「強い」．鼻先から少し離してもはっきりわかる．
4	「非常に強い」．手に持っただけではっきりわかる．

してよい．グレード 1 ではまず保存的治療より開始する．本テストは主観的な判断に頼らざるを得ないため，医師のほか看護スタッフ，患者自身とも確認する．稀には自己臭恐怖とも思えるケースもあるので複数人による評価は有用である．診察室内の温湿度や受診当日の活動量など，グレード判定に影響する因子があることも考慮すべきである．

保存的治療

発汗抑制，殺菌，消臭を目的とした保存的治療がある．

1．外用療法

腋臭症に対する保存的治療の中心は外用療法である．種類としては消毒薬含有の外用薬，抗菌薬含有製剤，制汗剤などがある．消毒薬成分としてはトリクロサン，イソプロピルメチルフェノール，塩化ベンザルコニウムなどがあり，制汗作用を持つフェノールスルホン酸亜鉛，塩化アルミニウムなどの成分を配合して市販されている外用薬が多い[4]．外用形態もスプレー，ローション，クリーム，スティック，シートなど様々なタイプが流通している．いずれもダウンタイムがないことがメリットであり，継続使用が必要であることがデメリットである．制汗剤として院内製剤として塩化アルミニウム溶液を作成している医療機関もあり，当院でも 20％溶液を処方している．抗菌薬含有製剤については長期にわたる使用は一般的ではなく，耐性菌の発生も危惧されることから推奨はされていない．軟膏の塗布により湿潤環境が維持されることも好ましいとはいえないため，実際にはナジフロキサシンやオゼノキサシンのローション剤の短期間投与に限定される．

2．除毛（脱毛）

剃刀による除毛で 1 日程度は軽減効果があるとする報告もある[5]が，皮脂腺やアポクリン腺の組織への影響はなく，単独での効果は期待できない．脱毛治療の主力であるレーザー脱毛についても，毛根は除去されても周囲の腺組織へのダメージはほぼないと考えられ，治療的意義に乏しい．電気脱毛は腋臭症に一定の効果があるという報告もある[6]が，今日では電気脱毛を行っている施設が少なく，腋臭症の治療目的に行うことは普及していない．

外科的治療

手術適応となるのは上述したガーゼテストでグレード 2 以上の症例である．また手術年齢は，アポクリン腺組織の発達過程にある成長期の症例では再発が懸念されることから，できれば思春期以降の症例を対象とする．高齢になると性腺の影響も減少することから，一般には思春期以降，中年期までに行われている．

現在保険適用となっている外科治療には皮膚有毛部切除と皮弁法とがある．

1．皮膚有毛部切除

腋窩汗腺層を皮膚とともに切除する方法である．1960 年代ごろから行われていたようだが，化膿性汗腺炎に対する術式が応用されてきたともいえる．Bretteville-Jensen[7]や Eldh[8]の方法が報告されているが（図 1），腋窩の皮膚を広範囲に切除すると瘢痕拘縮を生じる．特に若年者の皮膚には弛緩がなく，切除できる範囲は限定的となるため効果が期待できない．現在一般的に普及しているのは次に述べる皮弁法である．

2．皮弁法

反転剪徐法とも呼ばれ，有毛部の皮膚を除去するのではなく，皮膚の切開線から有毛部皮下の腺切除を行う方法である．現在でも最も確実にアポクリン腺組織を減量できる方法である．皮膚切開の数や位置によってある程度のバリエーションがあるが，現在は皺に平行な 1 か所の切開で行われ

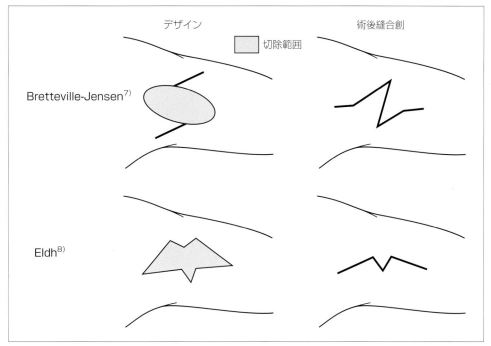

デザイン　　切除範囲　　術後縫合創

Bretteville-Jensen[7)]

Eldh[8)]

図 1. 有毛部皮膚切除法

ることが多い．以下に具体的な手術の進め方について述べる．

　a）術前準備

　皮弁法について患者には以下のことを説明する．

　1）腋窩有毛部の中央に皺に平行な皮膚切開を行う．

　2）アポクリン腺組織を完全除去しようとすると皮膚の血流障害を招くため，創傷治癒を考慮して可能な範囲を切除する．すなわち無臭になるわけではなく，術後も制汗剤を使ったほうがよい症例もある．

　3）皮下血腫予防のため，術後2日間は肩関節の安静を保つ必要がある．

　4）毛根もある程度損傷するため腋毛が少なくなる．

　5）瘢痕やその周囲の硬さや色素沈着が落ち着くのに数か月かかる．

　6）合併症として皮下血腫，縫合縁の創傷治癒遅延，肥厚性瘢痕，上肢挙上時の突っ張り感の自覚があり得る．

　手術施行にあたり片側ずつか，両側同時か，また局所麻酔か全身麻酔かについての選択は患者との相談のうえ決定する．

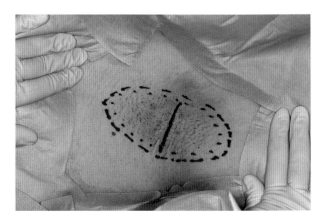

図 2. 皮弁法における切開デザインと麻酔の範囲

　b）体位と麻酔

　患者の体位は仰臥位で上腕を90°外転し，肘関節を90°屈曲した姿勢とする．適宜枕などを敷いて前腕の高さを調整する．

　局所麻酔はエピネフリン加0.5％リドカイン液を用い，有毛部よりも1cmほど外側まで一回り大きく行う．

　c）手技の概要

　有毛部ほぼ中央に4～5cmの切開をおく（図2）．切開より有毛部のやや外側まで電気メスや剪刀を用いて浅筋膜上で皮下剥離を行う（皮弁作成）．止

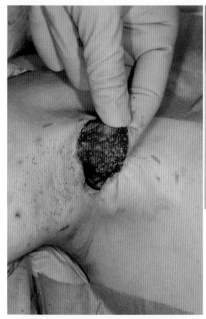
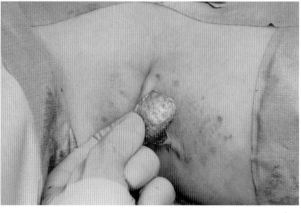

図 3.
a：有毛部皮膚を剝離して反転し，アポクリン腺
　組織を直視下におく.
b：アポクリン腺組織の切除終了時. 真皮が温存
　されている.

a|b

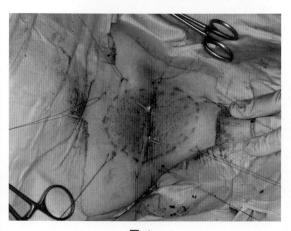

図 4.
皮下ドレーンを留置し，周囲にタイオーバーのための
糸をかけている.

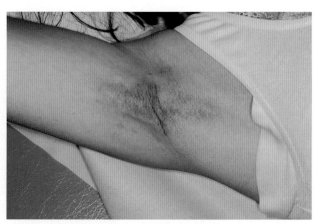

図 5. 術後 3 週間の状態
縫合部や生着した皮弁部の硬さや赤みが残存するが，
数か月で軽快する.

血を行いスキンフック補助下に皮弁を反転し，剪刀で皮下脂肪側から真皮側に向かってアポクリン腺組織の切除を行う. 黄褐色のアポクリン腺は脂肪組織から真皮直下に存在するが，これを削ぎ取るように毛根とともに切除していく. 皮膚の血流障害を生じぬよう真皮を温存し，皮膚の厚みを確認しながら剝離した全範囲の腺切除を行う（図3）. 切除が終わったら創内の洗浄と止血操作を十分に行う. 切開した創を閉鎖し，必要に応じて皮下ドレーンを留置，閉創する（図4）. 有毛部全体をタイオーバー法や包帯などによる圧迫固定を行う. 術後48時間, 肩関節運動は必要最小限とする

ように指示する.

d）術後のケア

　圧迫解除は術後 2 日目以後に行い，皮下に血腫がないことを確認できれば基本的な日常動作は問題なく，局所を含めたシャワー洗浄を許可する. 術後 1 週間で抜糸し，問題がなければ約 1 か月後に瘢痕の状態を確認する（図 5）.

e）術後合併症

　⑴血　腫：手術翌日はタイオーバー固定周囲の皮下出血斑の広がりがないか，などに留意する. 予防には術中の十分な止血と術後の安静が欠かせない. 血腫が確認された場合，早期除去と必要に

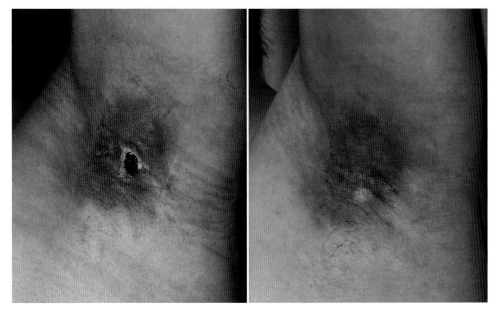

a | b

図 6.
a：縫合創の一部が離開し，潰瘍を形成した.
b：術後 1 か月. 軟膏治療により軽快

応じて止血処置を行う.

(2) **皮膚壊死，創離開**（図6）：原因は汗腺切除の際に皮膚を薄くし過ぎた場合や，術後血腫を放置した場合などに皮膚の循環不全から生じる. 部分的であることがほとんどのため，軟膏塗布を続けながら保存的治癒を待つ.

(3) **肥厚性瘢痕，ケロイド**：創治癒に日数がかかった場合やケロイド体質患者に生じる. 肥厚性瘢痕の場合は数か月経過観察し，成熟瘢痕化するのを待つ. ケロイドを生じた場合にはフルドロキシコルチドテープ貼付剤やトリアムシノロンアセトニド局注などを用いて症状緩和に努める.

その他の自費診療による治療

1．小切開手術

皮弁法よりも短い切開で行う手術としてSONOPET®（Stryker 社）などの超音波メスや超音波破砕吸引器を用いた汗腺除去，クワドラカットシェーバーシステム®（Stryker 社）の吸引カニューレを用いて物理的にアポクリン汗腺の掻爬除去を行う方法が報告されてきた[9][10]. これらは皮膚切開が 1 cm 程度で済むことが長所であるが，有毛部とアポクリン腺組織を切除することに変わ

りはなく，むしろ直視下での止血操作が困難なことから術後の患部の圧迫固定や安静は必要である. すなわちダウンタイムについては大きな違いはない. 治療効果や術後合併症については皮弁法に劣らないという報告もされている[11][12].

2．機器のみによる治療

最近ではマイクロ波（ミラドライ®，Miramar 社）やラジオ波による汗腺破壊除去などが報告されている[13][14]. これらは皮膚切開を必要としないため，日常生活のダウンタイムが短いが，特殊機器を必要とするため治療費が高額であることはデメリットである. また腋臭症治療用として認可を受けた機器ではなく，加えて治療効果や合併症について，比較試験の報告がされていないのが現状である.

おわりに

近年は夏の猛暑や清潔志向などの環境のなか，腋臭に敏感な若年者も多い. 腋臭症手術は完全に腋臭が消失しなくともほぼ確実に一定の効果が得られる. また必要に応じ保存的治療を併用することで高い満足度が期待できる.

文 献

1) Selley B：Axillary odor *Arch Dermatol Syphilol*, **68**：430-446, 1953.

2) Yoshimura K, et al：A single-nucleotide polymorphism in the ABCC11 gene is the determinant of human earwax type. *Nat Genet*, **38**：324-330, 2006.

3) 伊藤芳憲, 角谷徳芳：超音波破砕・吸引法. 腋臭症の治療（秦　維郎編）, 克誠堂出版, pp. 71-88, 1998.

4) 五明秀之：腋臭と微生物. 防菌防黴, **39**(2)：125-131, 2011.

5) Lanzalaco A, Vanoosthuyze K, Stark C, et al：A comparative clinical study of different hair removal procedures and their impact on axillary odor reduction in men. *J Cosmet Dermatol*, **15**：58-65, 2015.

6) Kobayashi T：Electrosurgery using insulated needles：treatment of axillary bromhidrosis and hyperhidrosis. *J Dermatol Surg Oncol*, **14**(7)：749-752, 1988.

7) Bretteville-Jensen G：Radical sweat gland ablation for axillary hyperhidrosis. *Br J Plast Surg*, **26**(2)：158-162, 1973.

8) Eldh J, Fogdestam I：Surgical treatment of hyperhidrosis axillae. *Scand J Plast Reconstr Surg*, **10**(3)：227-229, 1976.

9) 安田由紀子, 村岡道徳, 原田輝一ほか：超音波メスによる腋臭症手術の成績：直視下アポクリン腺剪除法との比較. 形成外科, **45**：273-277, 2002.

10) 松田和美：シェーバー法による腋臭症手術の経験. 形成外科, **47**(11)：1253-1259, 2004.

11) Ozawa T, Nose K, Harada T, et al：Treatment of osmidrosis with the Cavitron ultrasonic surgical aspirator. *Dermatol Surg*, **32**：1251-1255, 2006.

12) Wang C, Wu H, Du F, et al：Axillary Osmidrosis Treatment Using an Aggressive Suction-Curettage Technique：A Clinical Study on Paired Control. *Aesthetic Plast Surg*, **39**(4)：608-615, 2015.

13) Lee SJ, Chang KY, Suh DH, et al：The efficacy of a microwave device for treating axillary hyperhidrosis and osmidrosis in Asians：a preliminary study. *J Cosmet Laser Ther*, **15**：255-259, 2013.

14) 丸山直樹, 徳田真紀子, 柴田智一：治療の実際 汗腺を直接減らす 特殊機器を要する手術 フラクショナルRF（ビューホット）汗腺破壊. 形成外科, **59**(増刊)：S141-S152, 2016.

MB Derma, 309：67-74, 2021.

◆特集／どう診る？汗の病気

体臭の多様性

久加亜由美*

Key words：体臭(body odor)，腋臭症(axillary osmidrosis)，*ABCC11*遺伝子(*ABCC11* gene)，皮膚常在菌(resident skin bacteria)，ジアセチル(diacetyl)，デオドラント(deodorant)

Abstract 日本人は諸外国の人々と比較し，体臭が弱いといわれているが，体臭に悩む人は多い．体臭は主に汗や皮脂の皮膚常在菌による代謝や過酸化脂質などによる酸化によって発生する．また，体臭は複数のニオイ成分からなる複合臭でもある．我々は，この体臭を高精度に評価するため，体の様々な部位を直接鼻で嗅ぐ官能評価法を確立し，日本人を対象に体臭研究を実施してきた．本稿では，我々の体臭研究で得られた知見を交えながら，腋臭，頭皮臭，加齢臭，足臭のニオイの特徴や原因となるニオイ成分，その発生メカニズム，対処法について概説する．さらに，デオドラント製品に求められる機能や，それに対応した機能性成分，エアゾールスプレーやロールオンといった剤型ごとの特徴や長所についても解説する．

はじめに

体臭は，動物にとって縄張りや警告など，同種間・異種間のコミュニケーションの手段として用いられ，フェロモンとして作用することも知られている．一方，高度に言語を操る人間は，体臭をコミュニケーションの手段としてはあまり重要視しておらず，むしろ体臭は自身や他人に不快感を与え，ときにはそれが原因で円滑なコミュニケーションを妨げるものという認識が高い．日本人に焦点を当てると，日本人は欧米やその他諸外国の人々と比較し，体臭が弱いといわれている．しかし，日本人が体臭をネガティブにとらえていることは，日本の古典文学からも知ることができる[1]．日本人の体臭に対する意識は，日本人特有の無臭を好む文化が背景にあると考えられる．現代において，体臭は個人が抱える悩みにとどまらず，特に対人関係において社会的にデリケートな問題に

もなっている．生活者の体臭の悩みを解決しようと，当社では十数年にわたって，体臭に関する研究を積み重ねてきた．本稿では，我々の体臭研究で得られた知見を交えながら体臭の特徴や市販のデオドラント製品について概説を行う．

体臭の特徴

我々は1,200人の日本人男女を対象に，インターネットによる体臭に関する意識調査を実施し，75%以上の生活者が自分自身の体臭を気にしていることを明らかにした．さらに，腋臭，口臭，足臭の順で気にしていることが示された．

体臭の発生経路には，主に3種類ある．

1）体内代謝により産生された揮発性物質が，血流により全身に運ばれ，経皮から放出される．

2）皮脂腺から分泌された皮脂が過酸化脂質や空気で酸化分解を受け，臭気を持つ物質となる．

3）エクリン汗腺やアポクリン汗腺，皮脂腺からの分泌物（汗や皮脂）を皮膚常在菌が代謝し，菌体外へ臭気物質を産生する．

エクリン汗のほとんどは水分で構成され，その

* Ayumi KYUKA, 〒540-8530 大阪市中央区十二軒町5-12 株式会社マンダム基盤研究所生理解析研究室

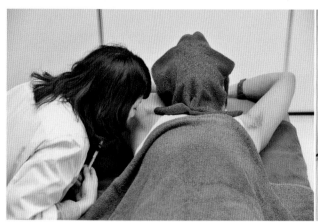 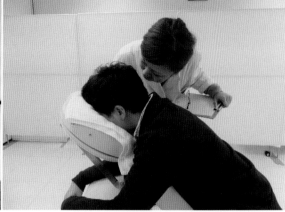

a．腋臭の評価　　　　　　　　　　　　　b．頭皮臭の評価

図 1. 体臭の嗅覚評価試験の様子

他には塩化ナトリウム，乳酸，尿素などを含んでいる．一方，アポクリン汗は蛋白質，脂肪酸，コレステロール，グルコース，アンモニア，鉄などを含み，粘性を持つ．これら 2 種類の汗や皮脂は分泌された直後は無臭であるが，上記のような代謝，酸化分解を受け，体臭に関与する臭気物質となる．

体臭は，発生部位によってニオイの質が異なる．腋窩からは「酸っぱいニオイ」や「カレースパイスのようなニオイ」を感じ，足からは「納豆のようなニオイ」を感じる．このようなニオイの質が部位により異なる主な原因には，汗腺（エクリン汗・アポクリン汗）や皮脂腺の分布の部位間差，皮膚常在菌叢の多様性が挙げられる．

体臭の嗅覚測定

体臭は複数の臭気物質から構成される複合臭である．複合臭である体臭の質や強度を精度よく評価する必要がある．我々は体の評価部位の 3～5 cm に鼻を近づけ，その臭気を直接嗅ぐ官能評価法を確立し，ニオイの質やその強度などを測定している（図 1）．また，官能評価の信頼性の向上を目的に，国家資格「臭気判定士」の有資格者を配し，体臭の評価試験を実施している．臭気判定士は，工場や事業所から出る排気ガスや排水のニオイを，嗅覚によって評価・測定する嗅覚測定試験を実施するための環境系の資格であるが，当社ではその嗅覚測定試験の評価手法などを一連の体臭研究に応用している．

日本人の体臭特性

1．体臭評価法と臭気強度・臭気タイプ分類法

当社で実施している体臭評価試験の標準的なプロトコールを紹介する．被験者は健康な日本人男女とし，体臭の嗅覚評価 7 日前から制汗デオドラント剤および香りのある製品の使用を禁止し，無香料洗浄料で全身を洗浄させている．その他，体臭評価に影響を及ぼすと考えられる喫煙や飲食，医薬品の服用などについても規制事項を設けている．嗅覚評価 24 時間前に前述の無香料洗浄料で全身を洗浄し，無臭であることを確認したシャツや靴下を着用させている．頭皮臭の評価には，枕カバーの配布も行っている．

20 分間馴化し（室温 21℃，相対湿度 50％），臭気を評価している．臭気強度は，0（無臭）～5（強烈な臭気）で示す 6 段階臭気強度表示法[2]を参考に，自社で作成した 11 段階（表 1）でスコア付けを行っている．臭気タイプは，腋臭については 7 タイプ（表 2）に，頭皮臭は 9 タイプ，足臭は 9 タイプに分類し，その割合を，合計が 100％となるよう割り付けている．嗅覚評価は，臭気判定士を含む 4 名以上からなる嗅覚専門パネルで実施している．評価は体の部位に加え，着用させたシャツや枕カバーなどの嗅覚評価を行うこともある．当社ではこのような方法にて，延べ 2,000 名を超える被験者の体臭評価を実施し，日本人の体臭特性に関する知見を蓄積してきた．

0		無臭
	0.5	
1		やっと知覚できる
	1.5	
2		何の臭気であるかわかるが弱い
	2.5	
3		何の臭気であるか明瞭(密接状態で感じる)
	3.5	
4		強い臭気(すれ違うと感じる)
	4.5	
5		強烈な臭気(残香を感じる)

表 1. 11 段階の体臭強度表記

M	Milk	ミルク様臭
A	Acid	酸臭
K	Moldy	カビ臭
C	Cumin	カレースパイス様臭
E	Meat	蒸し肉様臭
W	Watery	生乾き臭，水っぽい
F	Metallic	鉄臭
Other		その他

表 2. 腋臭の臭気タイプ

2．腋　臭

　10～60 歳代の日本人男性 118 名を対象に腋臭を評価したところ，腋臭の臭気タイプは M 型(ミルク様臭)，C 型(カレースパイス様臭)，A 型(酸臭)の 3 つに大別された[3]．臭気タイプ別に腋臭の臭気強度を比較すると，C 型は 3.8 と高く，続いて A 型は 3.4 で，M 型は 3 未満であった．一方，日本人女性 82 名を対象に行った腋臭の調査では，M 型が半数を占めることは男性と同様であったが，A 型の割合が男性よりも低いことが明らかになった[4]．また，男女で強度を比較すると，女性は男性よりも腋臭強度が低く，性差が確認された(図 2)．表 1 で示したように臭気強度 3 は，近接した評価において「何の臭気であるか明瞭」に感じられるニオイの強さであることから，3 未満の臭気強度は日常生活でニオイを気にする必要がない強度といえる．日本人の腋臭の約半数は，臭気強度が低い M 型であることから，平均的にみると，日本人の腋臭強度は高くないということが理解できる．一方で，A 型や C 型の臭気タイプを持ち，臭気強度 3 を超える人がいるのも事実である．臭気強度 4 はすれ違うときにニオイを感じ，4.5 を超えると室内空間で残香を感じるレベルである．我々は，C 型腋臭は腋臭症に関連する臭気タイプであると考えている．腋臭症には薬剤耐性を示す 16 番常染色体上の ABC トランスポーター遺伝子(*ABCC11* 遺伝子)の関与が知られている[5]．また，この遺伝子は耳垢の形質を決定することも報告されている[6]．*ABCC11* 遺伝子の第 538 番目の塩基が G(グアニン)または A(アデニン)の一塩基多型(single nucleotide polymorphism；SNP)で表現型が異なり，GG(優性ホモ接合)，GA(ヘテロ接合)の遺伝子型を持つ人は，汗に腋臭症に関連する臭気物質が多く含まれ，かつ耳垢が湿型である．一方，AA(劣性ホモ接合)の遺伝子型を持つ人は腋臭の臭気強度は弱く，耳垢が乾型である．アフリカンアメリカンはほぼ 100%が，ヨーロッパ人は 80%が GG，GA 型である．一方，日本を含む東アジアのごく限られた地域で AA 型が多く認められる．GG，GA 型を保有している日本人は 15～20%であり[7]，我々の腋臭の評価結果における C 型腋臭の被験者の割合とも大方一致する．さらに，日本国内における保有率には地域差があり，北海道・沖縄地方は GG，GA 型の保有率が，他地域よりも高い[8]．この地域差は，日本人がどのようなルートをたどって日本各地を移動したのか，日本人の進化の歴史と関係しているといわれている．

　腋臭症に関連する臭気物質として，(E)-3-メチル-2-ヘキセン酸(3M2H)，3-ヒドロキシ-3-メチルヘキサン酸(HMHA)，硫黄様の臭気を呈するスルファニルアルコールである 3-メチル-3-スルファニルヘキサン-1-オール(3M3SH)が知られている．これらの臭気物質は，まず不揮発性のグルタミン抱合体(3M2H-Gln，HMHA-Gln)，システイン-グリシン抱合体(Cys-Gly-3M3SH)の形で前駆体としてアポクリン汗中に含まれ，腋窩皮膚上に分泌された後，*Corynebacterium* 属や *Staphylococcus* 属の酵素によってアミノ酸の結合部分が切断されると揮発性を示し，腋窩からニオイを発するようになる[9]．我々が行った，C 型腋臭を持つ被験者の腋窩から回収した汗成分のメタボローム解析でも，これら臭気物質の前駆体や類縁物質を検

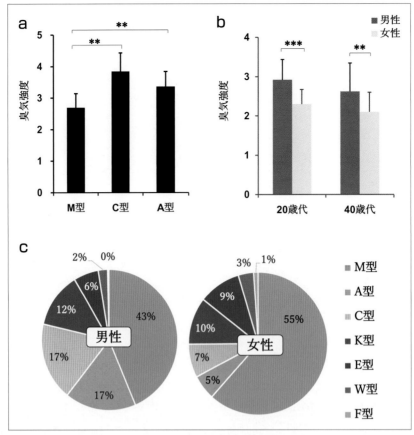

図 2. 日本人の腋臭の特徴
a：腋臭の臭気タイプとその強度　　b：腋臭強度の男女比較
c：腋臭の臭気タイプの割合の男女比較
(** : $p>0.01$, *** : $p>0.001$)

出している[10]．この結果からも我々が嗅覚で分類
した腋臭の臭気タイプ（特に C 型）が，いわゆる腋
臭症と同様の特性を持つことがわかる．

様々な要因を伴う腋臭を抑制するためには，一
般的には防臭化粧品（デオドラント剤）が有効であ
る．現在，様々な機能性を有したデオドラント剤
が市販されており，その剤型も種々存在する．詳
細は後項で述べる．

3. 頭皮臭

頭皮の特徴として，皮脂腺が多く存在すること
から，他部位と比較し皮脂分泌量が多い．また，
頭皮は発汗量も多い．そのため頭皮臭は，皮脂の
酸化や，細菌や真菌による皮脂やエクリン汗の成
分の代謝で発生すると考えられる．頭皮や毛髪か
らは，アルデヒド類，短鎖脂肪酸類，ケトン類な
どがニオイ成分として検出されている[11]．

我々は 40〜50 歳代のミドル男性の頭皮臭に着
目し，嗅覚評価を行ったところ，20 歳代と比較
し，アブラ様のニオイの割合が有意に高いことを
明らかにした．この臭気に関連するニオイ成分を
探索するため，被験者の頭部にサンプリングバッ
クを被せ，回収した頭皮臭をガスクロマトグラフ
質量分析（GC/MS）法にて成分分析を行った結果，
ジアセチルを頭皮臭の主要成分として特定した．
さらに，ジアセチルは皮膚常在菌である *Staphylo-
coccus aureus* や *Staphylococcus epidermidis* がエ
クリン汗に含まれる乳酸を代謝することで発生
し，さらに，20〜40 歳代にかけて年齢とともに増
加することを明らかにした．ジアセチルは，使い
古した油や蒸れたような臭気を呈し，頭皮から多
く認められる中鎖脂肪酸と混合することで，不快
なアブラ様の頭皮臭となる．この不快な頭皮臭

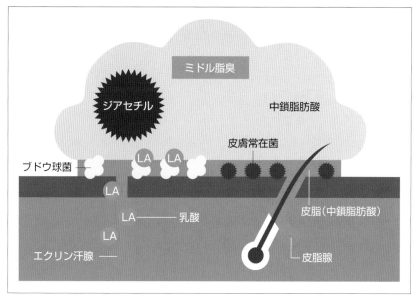

図 3. ジアセチルと頭皮臭(ミドル脂臭)の発生機序

を，我々は『ミドル脂臭』と呼んでいる(図3)．頭皮から発せられるジアセチルが加齢により増加する原因の特定には至っていないが，ジアセチルは皮脂に蓄積されやすいことから，加齢により頭皮脂の組成が変化し，変化した頭皮脂にジアセチルが溶解し，頭皮上への蓄積量が増していると考えている．頭皮臭強度が高い被験者では，7日間就寝時にのみ使用した枕カバーに淡黄色から茶褐色の着色が認められることがある．一方，女性にはジアセチルを主要成分とするアブラ様のニオイはほとんど認められず，全般的に頭皮臭強度は3未満と低い．このような性差は，発汗量や皮脂分泌量が女性と比較し，男性で多いためと考えられる．

我々は，甘草などの植物エキスにジアセチルの発生抑制効果を見いだし，それが *S. aureus* や *S. epidermidis* の乳酸代謝を阻害することを明らかにした[12]．従来の殺菌による頭皮臭抑制だけでなく，我々が見いだした甘草のような代謝抑制という異なる作用機序を持つ機能性成分を併用することで，ジアセチルを含む頭皮臭の防臭効果の向上につながると考える．また，頭皮脂もニオイの原因であるため，皮脂除去効果が高いシャンプーの使用も効果的であると考える．

4. 加齢臭

加齢臭は2-ノネナールを主要成分とする体臭であり，皮脂中の9-ヘキサデセン酸(パルミトレイン酸)が脂質過酸化物により酸化されることで，2-ノネナールは発生することが確認されている[13]．2-ノネナールは，枯草や古本のような臭気を持ち，若年層からはほとんど検出されないが，男女ともに40歳代以降から徐々に検出されるようになり，50歳代からその発生量は増加する．その理由として，加齢に伴い皮脂中の9-ヘキサデセン酸に加え，皮膚の抗酸化力の低下に起因する脂質過酸化物の増加により，ミドル世代以降で2-ノネナールの発生が増加すると考えられている．加齢臭は皮脂の酸化により発生することから，皮脂分泌が多い胸部や背中が主な発生部位となる．男女ともに検出される体臭であるが，男性は女性よりも皮脂分泌量が多いため，男性からより強く感じられると考えられている．

加齢臭の抑制には，ニオイの原因となる皮脂を洗浄することを目的に，入浴やシャワーが効果的である．

5. 足臭

足底には皮脂腺，アポクリン汗腺が分布していない一方で，エクリン汗腺が非常に発達しており，発汗量が多い．また，部位の特性上，靴や靴下で覆われ，非常に蒸れやすい．足臭の強度が高い被験者は強度が低い被験者と比較し，有意に細

菌数が多い[14]．足臭には低級脂肪酸が関与し，主要成分としてイソ吉草酸が知られている[15]．イソ吉草酸は嗅覚閾値（臭気を感知できる濃度）が非常に低く，これは微量であっても臭気として感じられることを意味する．一方，足臭が弱い被験者は，低級脂肪酸を不揮発性の金属塩の形態で保持し，臭気として感じられにくい特性を持っていることが示唆されている．また，我々の研究から足臭にはイソ吉草酸に加え，頭皮臭の原因成分で示したジアセチルの関与も明らかになっている[3]．

　男性を対象とした足臭の嗅覚測定では，臭気強度や臭気タイプに年代差は認められなかった．強度が低い被験者は少なく，また，腋臭や頭皮臭とは異なり，足臭は冬季においても高い臭気強度が確認された（未発表データ）．

　足臭のキー成分であるイソ吉草酸やジアセチルの発生には皮膚常在菌が関与していることから，足臭の抑制には入浴やシャワーで足部を清潔にし，殺菌剤や制汗剤を含むデオドラント製品を使用することが効果的である．

防臭化粧品（デオドラント製品）の機能と配合成分

　デオドラント製品は医薬品医療機器等法で「医薬部外品」に分類され，厚生労働省が許可した効果・効能に有効な成分が一定の濃度で配合されている．治療・治癒を目的とした医薬品と異なり，医薬部外品は予防を目的とした製品である．デオドラント製品に求められる機能は，ニオイ前駆体がニオイに変わる前に対処する「殺菌や制汗作用による防臭」と，発生したニオイに対処する「消臭・マスキング」の2つに大別できる．

1．ニオイに変わる前の対処
a）殺　菌
　体臭の発生に関与する皮膚常在菌の増殖を抑制する．トリクロサン，塩化ベンザルコニウム，イソプロピルメチルフェノールなどが有効成分として用いられる．殺菌力を示す植物由来の抽出物などを有効成分として配合している製品もある．

b）制　汗
　汗腺を収れん，あるいは閉塞することにより発汗を抑制する．パラフェノールスルホン酸亜鉛，各種のアルミニウム塩，ジルコニウム塩などが有効成分として配合されている．これらのなかでも，日本国内ではアルミニウム塩であるクロルヒドロキシアルミニウム（以下，ACH）が最も一般的に用いられる．ACHはエクリン汗管の開口部に水和ゲルを形成し，汗の分泌を抑制する．ACHは水溶解して液剤に，粉末のまま分散させて散剤（エアゾールスプレー剤）や油性スティック中に使用することも可能で，剤型上の自由度が高い．

2．発生したニオイの対処
a）消臭機能
　体臭の原因成分である低級脂肪酸は，金属塩の形態をとると揮発性を失い，臭気を発しなくなる．代表的な消臭成分として酸化亜鉛があり，これは低級脂肪酸に作用させることで低級脂肪酸亜鉛塩が生成し，臭気が抑制される．また，ポリフェノール，クロロフィルなどを多く含有する植物抽出物を消臭成分として配合している製品もある．一般的に，消臭力が高い素材として活性炭が知られている．しかしながら，活性炭は黒色を有しているため，皮膚上にとどめるデオドラント剤の機能成分としては不適である．そこで，我々は皮膚に塗布しても黒くならず目立ちにくい『白色活性炭』を開発し[16]，製品に応用している．

b）香りによるマスキング
　弱い体臭であれば，オーデコロンなどの香り製品を用いることで，体臭のマスキングができる．また，体臭成分と調和するマッチング香料を採用している製品もある．

デオドラント製品の剤型と特徴

　デオドラント製品は様々な剤型で上市されている．代表的な4剤型の特徴を紹介する．

1．ローション
　制汗成分，殺菌成分，使用感向上のための粉体など，幅広く多様な成分を配合できる特徴を有す

る．基材として主にエタノール水溶液が使用され
る．さっぱりとした使用感が特徴である．ミスト
容器から噴霧することも可能で，胸や足先などへ
様々な部位へ容易に塗布できる．

2．エアゾールスプレー

塗布後短時間で乾燥するように，液化石油ガス
(LPG)で内容物を噴射できるように設計されてい
る．制汗・殺菌の有効成分に加え，粉体，油溶性
成分などを配合することができる．簡単に広範囲
へ塗布でき，さらに，噴射ガスによる冷感作用も
付与できる．

3．ロールオン

頭部に回転するボールがついた容器に入った，
液状の製品である．容器頭部を皮膚上で動かす
と，ボールが回り液剤を塗布できる．腋窩など，
目的部位へ液剤を集中的に塗布でき，防臭効果の
持続性が高い．

4．スティック

殺菌成分などを溶解または分散させ，これを固
形油脂，またはステアリン酸 Na などの石鹸で固
めている．リップスティックのように，固形剤を
容器から繰り出し，腋窩などの目的部位に直接塗
りつける．耐水性・付着力に優れているため防臭
効果の持続性が高い．

上述のように，剤型ごとに長所が異なる．使用
目的に応じて製品剤型を選ぶことがポイントであ
る．いずれの剤型においても，有効成分の効果性，
持続性の向上を目的に，主に医薬部外品添加物リ
スト収載の成分で，医薬部外品原料規格に合致し
た原料を用いた処方設計がなされている．市販の
デオドラント製品には，効果性は勿論のこと，使
用感のよさや使用性など，嗜好性の高い処方設計
が求められることも医薬品と異なる特徴である．

おわりに

体臭の評価法や各部位のニオイやその原因成分
を中心に，市販のデオドラント製品の特徴なども
交えながら概説した．日常生活が予測できないほ
ど変化している現代社会において，生活者が抱え

る体臭に関する悩みは，さらに多様化していくと
予想される．日本人は体臭が強くない民族である
からこそ，少しの体臭が大きな悩みや不安の種に
なってしまうのではないかと感じる．体臭ケアに
は，人と人とのコミュニケーションを円滑にでき
るという役割も持っている．体臭に悩む様々な生
活者が快適な毎日を過ごせるよう，体臭抑制技術
を発展させていきたい．

文　献

1) 金関丈夫(著)，大林太良(編)：わきくさ物語．新
編木馬と石牛，岩波文庫，pp. 197-215，1996.
2) 公益社団法人におい・かおり環境協会(編)：ハン
ドブック悪臭防止法 六訂版，ぎょうせい，p. 50，
2018.
3) Hara T, Kyuka A, Shimizu H：Butane-2,3-
dione：The key contributor to axillary and foot
odor associated with an acidic note. *Chem Bio-
divers*, **12**(2)：248-258, 2014.
4) 久加亜由美，前田　霞，澤田彰子ほか：現代日本
人女性の腋臭特性とその考察．粧技誌，**51**(2)：
147-152，2017.
5) Martin A, Saathoff M, Kuhn F, et al：A function-
al ABCC11 allele is essential in the biochemical
formation of human axillary odor. *J Invest Der-
matol*, **130**(2)：529-540, 2010.
6) Yoshiura K, Kinoshita A, Ishida T, et al：A SNP
in the *ABCC11* gene is the determinant of
human earwax type. *Nature Genetics*, **38**(3)：
324-330, 2006.
7) Ishikawa T, Toyoda Y, Yoshimura K et al：Phar-
macogenetics of human ABC transporter
ABCC11：new insights into apocrine gland
growth and metabolite secretion. *Front Genet*,
3：360, 2013.
8) Super Science High School Consortium：Japa-
nese map of the earwax gene frequency：a
nationwide collaborative study by Super Science
High School Consortium. *J Hum Genet*, **54**：499-
503, 2009.
9) James A, Austin C, Cox D, et al：Microbiological
and biochemical origins of human axillary odour.
FEMS Microbiol Ecol, **83**(3)：527-540, 2013.
10) 原　武史，石川貴正，上野由希ほか：ヒト腋窩汗

のメタボローム解析による腋臭タイプ特異成分の解析. 日味と匂会誌, **17**(3)：413-416, 2010.

11) Goetz N, Kaba G, Good D, et al：Detection and identification of volatile compounds evolved from human hair and scalp using headspace gas chromatography. *J Soc Cosmet Chem*, **39**(1)：1-13, 1988.

12) Hara T, Matsui H, Shimizu H：Suppression of microbial metabolic pathways inhibits the generation of the human body odor component diacetyl by *Staphylococcus* spp. *PLoS One*, **9**(11)：e111833, 2014.

13) Haze S, Gozu Y, Nakamura S, et al：2-Nonenal newly found in human body odor tends to increase with aging. *J Invest Dermatol*, **116**(4)：520-524, 2001.

14) Marshall J, Holland KT, Gribbon EM, et al：A comparative study of the cutaneous microflora of normal feet with low and high levels of odour. *J Appl Bacteriol*, **65**(1)：61-68, 1988.

15) Kanda F, Yagi E, Nakajima K, et al：Elucidation of chemical compounds responsible for foot malodour. *Br J Dermatol*, **122**(6)：771-776, 1990.

16) Hara T, Nabei H, Kyuka A：Activated carbon/titanium dioxide composite to adsorb volatile organic compounds associated with human body odor. *Heliyon*, **6**(11)：e05455, 2020.

第 23 回日本褥瘡学会学術集会

日　　時：2021 年 9 月 10 日（金）～11 日（土）

会　　長：安部　正敏（医療法人社団廣仁会 札幌皮膚科クリニック）

開催形式：WEB 開催　※ライブ配信（一部のセッション）＋後日オンデマンド配信あり

テ ー マ：褥瘡を学ぶ新しいかたち ～仮想空間のふれあいが未来をひらく～

問い合わせ：第 23 回日本褥瘡学会学術集会　運営事務局

　　　　　　株式会社春恒社　コンベンション事業部

　　　　　　〒 169-0072　東京都新宿区大久保 2-4-12

　　　　　　新宿ラムダックスビル

　　　　　　TEL：03-3204-0401　FAX：03-5291-2176

　　　　　　E-mail：jspu23@c.shunkosha.com

詳細はホームページをご覧ください。

https://www.jspu23.jp/

FAX による注文・住所変更届け

改定：2015 年 1 月

　毎度ご購読いただきましてありがとうございます.

　読者の皆様方に小社の本をより確実にお届けさせていただくために，FAX でのご注文・住所変更届けを受けつけております. この機会に是非ご利用ください.

◇ご利用方法

　FAX 専用注文書・住所変更届けは，そのまま切り離して FAX 用紙としてご利用ください. また，注文の場合手続き終了後，ご購入商品と郵便振替用紙を同封してお送りいたします. **代金が 5,000 円をこえる場合，代金引換便とさせて頂きます.** その他，申し込み・変更届けの方法は電話，郵便はがきも同様です.

◇代金引換について

　本の代金が 5,000 円をこえる場合，代金引換とさせて頂きます. 配達員が商品をお届けした際に，現金またはクレジットカード・デビットカードにて代金を配達員にお支払い下さい(本の代金＋消費税＋送料). (※年間定期購読と同時に 5,000 円をこえるご注文を頂いた場合は代金引換とはなりません. 郵便振替用紙を同封して発送いたします. 代金後払いという形になります. 送料は定期購読を含むご注文の場合は頂きません)

◇年間定期購読のお申し込みについて

　年間定期購読は，1 年分を前金で頂いておりますため，代金引換とはなりません. 郵便振替用紙を本と同封または別送いたします. 送料無料，また何月号からでもお申込み頂けます.

　毎年末，次年度定期購読のご案内をお送りいたしますので，定期購読更新のお手間が非常に少なく済みます.

◇住所変更届けについて

　年間購読をお申し込みされております方は，その期間中お届け先が変更します際，必ずご連絡下さいますようよろしくお願い致します.

◇取消，変更について

　取消，変更につきましては，お早めに FAX，お電話でお知らせ下さい.

　返品は，原則として受けつけておりませんが，返品の場合の郵送料はお客様負担とさせていただきます. その際は必ず小社へご連絡ください.

◇ご送本について

　ご送本につきましては，ご注文がありましてから約 1 週間前後とみていただきたいと思います. お急ぎの方は，ご注文の際にその旨をご記入ください. 至急送らせていただきます. 2～3 日でお手元に届くように手配いたします.

◇個人情報の利用目的

　お客様から収集させていただいた個人情報，ご注文情報は本サービスを提供する目的(本の発送，ご注文内容の確認，問い合わせに対しての回答等)以外には利用することはございません.

　その他，ご不明な点は小社までご連絡ください.

株式会社 全日本病院出版会

〒 113-0033 東京都文京区本郷 3-16-4-7F
電話 03(5689)5989　FAX03(5689)8030　郵便振替口座 00160-9-58753

FAX 専用注文用紙 5,000円以上代金引換 (皮 '21.4)

Derma 年間定期購読申し込み（送料弊社負担）	
□ 2021 年＿＿月〜12 月　　□ 2020 年 1 月〜12 月（定価 41,690 円）	

□ Derma バックナンバー申し込み（号数と冊数をご記入ください） No.　　／　　　冊　　No.　　／　　　冊　　No.　　／　　　冊	

Monthly Book Derma. 創刊 20 周年記念書籍 □ そこが知りたい 達人が伝授する日常皮膚診療の極意と裏ワザ（定価 13,200 円）	冊
Monthly Book Derma. 創刊 15 周年記念書籍 □ 匠に学ぶ皮膚科外用療法―古きを生かす，最新を使う―（定価 7,150 円）	冊
Monthly Book Derma. No. 307('21.4 月増刊号) □ 日常診療にこの 1 冊！皮膚アレルギー診療のすべて（定価 6,380 円）	冊
Monthly Book Derma. No. 300('20.9 月増大号) □ 皮膚科医必携！外用療法・外用指導のポイント（定価 5,500 円）	冊
Monthly Book Derma. No. 294('20.4 月増刊号) □ "顔の赤み" 鑑別・治療アトラス（定価 6,380 円）	冊
Monthly Book Derma. No. 288('19.10 月増大号) □ 実践！皮膚外科小手術・皮弁術アトラス（定価 5,280 円）	冊
Monthly Book Derma. No. 281('19.4 月増刊号) □ これで鑑別は OK！ ダーモスコピー診断アトラス（定価 6,160 円）	冊

PEPARS 年間定期購読申し込み（送料弊社負担）	
□ 2021 年＿＿月〜12 月　　□ 2020 年 1 月〜12 月（定価 42,020 円）	

□ PEPARS バックナンバー申し込み（号数と冊数をご記入ください） No.　　／　　　冊　　No.　　／　　　冊　　No.　　／　　　冊	

PEPARS No. 147('19.3 月増大号) □ 美容医療の安全管理とトラブルシューティング（定価 5,720 円）	冊
□ イチからはじめる美容医療機器の理論と実践 改訂第 2 版（定価 7,150 円）	冊
□ 臨床実習で役立つ 形成外科診療・救急外科処置ビギナーズマニュアル（定価 7,150 円）	冊
□ 足爪治療マスター BOOK（定価 6,600 円）	冊
□ 日本美容外科学会会報 2020 Vol.42 特別号 美容医療診療指針（定価 2,750 円）	冊
□ 図解 こどものあざとできもの―診断力を身につける―	冊
□ Kampo Medicine 経方理論への第一歩（定価 3,300 円）	冊
□ 美容外科手術―合併症と対策―（定価 22,000 円）	冊
□ 足育学 外来でみるフットケア・フットヘルスウェア（定価 7,700 円）	冊
□ 実践アトラス 美容外科注入治療 改訂第 2 版（定価 9,900 円）	冊
□ Non-Surgical 美容医療超実践講座（定価 15,400 円）	冊
□ カラーアトラス 爪の診療実践ガイド（定価 7,920 円）	冊
□ スキルアップ！ニキビ治療実践マニュアル（定価 5,720 円）	冊

その他（雑誌名/号数，書名と冊数をご記入ください） □	

お名前	フリガナ		診療科
		要捺印	
ご送付先	〒　　　―		

TEL：　　（　　　　）	FAX：　　（　　　　）

FAX 03-5689-8030 全日本病院出版会行

全日本病院出版会行

FAX 03-5689-8030

年　　月　　日

住 所 変 更 届 け

お 名 前	フリガナ				
お客様番号					毎回お送りしています封筒のお名前の右上に印字されております8ケタの番号をご記入下さい。
新お届け先	〒　　　　　都　道 　　　　　　府　県				
新電話番号	（　　　　　）				
変更日付	年　　月　　日より		月号より		
旧お届け先	〒				

※ 年間購読を注文されております雑誌・書籍名に✓を付けて下さい。

☐ Monthly Book Orthopaedics （月刊誌）
☐ Monthly Book Derma. （月刊誌）
☐ 整形外科最小侵襲手術ジャーナル （季刊誌）
☐ Monthly Book Medical Rehabilitation （月刊誌）
☐ Monthly Book ENTONI （月刊誌）
☐ PEPARS （月刊誌）
☐ Monthly Book OCULISTA （月刊誌）

FAX 03-5689-8030

全日本病院出版会行

Monthly Book

Derma.
デルマ

2021 年度　年間購読料　42,130 円
通常号 2,750 円（本体価格 2,500 円＋税）×11 冊
増大号 5,500 円（本体価格 5,000 円＋税）×1 冊
増刊号 6,380 円（本体価格 5,800 円＋税）×1 冊

※各号定価：本体 2,500 円＋税（増刊・増大号は除く）

※ 2016 年以前のバックナンバーにつきましては，弊社ホームページ（https://www.zenniti.com）をご覧ください．

編集主幹：照井　　正　日本大学教授　　　| No. 309　編集企画：
　　　　　大山　　学　杏林大学教授　　　| 藤本智子　池袋西口ふくろう皮膚科クリニック院長

Monthly Book Derma.　No. 309

2021 年 5 月 15 日発行(毎月 15 日発行)
　　　定価は表紙に表示してあります.
　　　　　　Printed in Japan

発行者　　末 定 広 光
発行所　　株式会社　全日本病院出版会
〒 113-0033　東京都文京区本郷 3 丁目 16 番 4 号 7 階
　　　　　電話　(03)5689-5989　Fax　(03)5689-8030
　　　　　郵便振替口座 00160-9-58753
印刷・製本　三報社印刷株式会社　　　電話　(03)3637-0005
広告取扱店　㈱メディカルブレーン　電話　(03)3814-5980

© ZEN・NIHONBYOIN・SHUPPANKAI, 2021

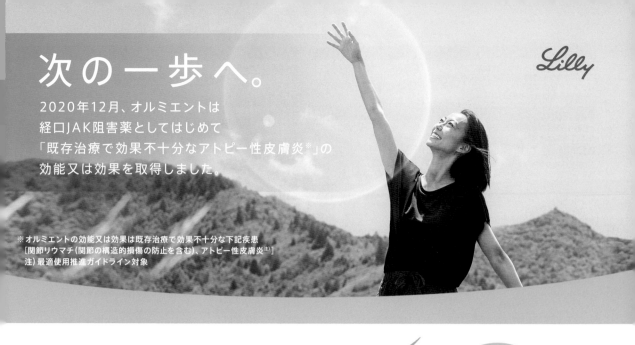

次の一歩へ。

2020年12月、オルミエントは
経口JAK阻害薬としてはじめて
「既存治療で効果不十分なアトピー性皮膚炎※」の
効能又は効果を取得しました。

※オルミエントの効能又は効果は既存治療で効果不十分な下記疾患
［関節リウマチ（関節の構造的損傷の防止を含む）、アトピー性皮膚炎注〕］
注）最適使用推進ガイドライン対象

ヤヌスキナーゼ（JAK）阻害剤　薬価基準収載

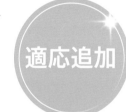

オルミエント® 錠 4mg / 2mg　適応追加

olumiant®(baricitinib) tablets　バリシチニブ錠

劇薬・処方箋医薬品　注意−医師等の処方箋により使用すること

---

1. 警告
〈効能共通〉
1.1 本剤投与により、結核、肺炎、敗血症、ウイルス感染等による重篤な感染症の新たな発現もしくは悪化等が報告されており、本剤との関連性は明らかではないが、悪性腫瘍の発現も報告されている。本剤が疾病を完治させる薬剤でないことも含め、これらの情報を患者に十分説明し、患者が理解したことを確認した上で、治療上の有益性が危険性を上回ると判断される場合にのみ投与すること。
また、本剤投与により重篤な副作用が発現し、致死的な経過をたどった症例が報告されているので、緊急時の対応が十分可能な医療施設及び医師が使用すること。また、本剤投与後に有害事象が発現した場合には、主治医に連絡するよう患者に注意を与えること。［1.2.1、1.2.2、2.2、2.3、8.1、8.2、9.1.1-9.1.3、11.1.1、15.1.1、15.1.2参照］
1.2 感染症
1.2.1 重篤な感染症
敗血症、肺炎、真菌感染症を含む日和見感染症等の致死的な感染症が報告されているため、十分な観察を行うなど感染症の発現に注意すること。［1.1、2.2、8.1、9.1.1、9.1.3、11.1.1、15.1.1参照］
1.2.2 結核
播種性結核（粟粒結核）及び肺外結核（脊椎、リンパ節等）を含む結核が報告されている。結核の既感染者では症状の顕在化及び悪化のおそれがあるため、本剤投与に先立って結核に関する十分な問診及び胸部X線検査に加え、インターフェロンγ遊離試験又はツベルクリン反応検査を行い、適宜胸部CT検査等を行うことにより、結核感染の有無を確認すること。結核の既往歴を有する患者及び結核の感染が疑われる患者には、結核等の感染症について診療経験を有する医師と連携の下、原則として本剤投与前に適切な抗結核薬を投与すること。ツベルクリン反応検査等の検査が陰性の患者において、投与後活動性結核が認められた例も報告されている。［1.1、2.3、8.2、9.1.2、11.1.1参照］
1.3 本剤についての十分な知識と適応疾患の治療の知識・経験をもつ医師が使用すること。
〈関節リウマチ〉
1.4 本剤の治療を行う前に、少なくとも1剤の抗リウマチ薬等の使用を十分勘案すること。

---

2. 禁忌(次の患者には投与しないこと)
2.1 本剤の成分に対し過敏症の既往歴のある患者
2.2 重篤な感染症（敗血症等）の患者［症状が悪化するおそれがある。］［1.1、1.2.1、8.1、9.1.1、9.1.3、11.1.1、15.1.1参照］
2.3 活動性結核の患者［症状が悪化するおそれがある。］［1.1、1.2.2、8.2、9.1.2、11.1.1参照］
2.4 重度の腎機能障害を有する患者［7.2、9.2.1、16.6.1参照］
2.5 好中球数が500/mm³未満の患者［8.3、9.1.9、11.1.3参照］
2.6 リンパ球数が500/mm³未満の患者［8.3、9.1.10、11.1.3参照］
2.7 ヘモグロビン値が8g/dL未満の患者［8.3、9.1.11、11.1.3参照］
2.8 妊婦又は妊娠している可能性のある女性［9.5参照］

4. 効能又は効果

既存治療で効果不十分な下記疾患
〇関節リウマチ(関節の構造的損傷の防止を含む)
〇アトピー性皮膚炎[注]
注)最適使用推進ガイドライン対象

5. 効能又は効果に関連する注意

〈関節リウマチ〉
5.1 過去の治療において、メトトレキサートをはじめとする少なくとも1剤の抗リウマチ薬等による適切な治療を行っても、疾患に起因する明らかな症状が残る場合に投与すること。
〈アトピー性皮膚炎〉
5.2 ステロイド外用剤やタクロリムス外用剤等の抗炎症外用剤による適切な治療を一定期間施行しても、十分な効果が得られず、強い炎症を伴う皮疹が広範囲に及ぶ患者に用いること。[17.1.6-17.1.8参照]
5.3 原則として、本剤投与時にはアトピー性皮膚炎の病変部位の状態に応じて抗炎症外用剤を併用すること。
5.4 本剤投与時も保湿外用剤を継続使用すること。

6. 用法及び用量

通常、成人にはバリシチニブとして4mgを1日1回経口投与する。なお、患者の状態に応じて2mgに減量すること。

7. 用法及び用量に関連する注意

〈効能共通〉
7.1 本剤4mg 1日1回投与で治療効果が認められた際には、本剤2mg 1日1回投与への減量を検討すること。[17.1.3-17.1.8参照]
7.2 中等度の腎機能障害のある患者には、2mgを1日1回経口投与する。[2.4、9.2.1-9.2.3、16.6.1参照]

腎機能障害の程度	推算糸球体ろ過量 (eGFR:mL/分/1.73m²)	投与量
正常又は軽度	eGFR≧60	4mgを1日1回投与
中等度	30≦eGFR<60	2mgを1日1回投与
重度	eGFR<30	投与しない

7.3 プロベネシドとの併用時には本剤を2mg 1日1回に減量するなど用量に注意すること。[10.2、16.7.1参照]
〈関節リウマチ〉
7.4 免疫抑制作用が増強されると感染症のリスクが増加することが予想されるので、本剤と抗リウマチ生物製剤や他の経口ヤヌスキナーゼ(JAK)阻害剤との併用はしないこと。また、これらの薬剤との併用経験はない。
〈アトピー性皮膚炎〉
7.5 免疫抑制作用が増強されると感染症のリスクが増加することが予想されるので、本剤と免疫調整生物製剤、他の経口JAK阻害剤、シクロスポリン等の強力な免疫抑制剤との併用はしないこと。本剤とこれらの薬剤との併用経験はない。
7.6 本剤による治療反応は、通常投与開始から8週までには得られる。8週までに治療反応が得られない場合は、投与中止を考慮すること。

8. 重要な基本的注意

〈効能共通〉
8.1 本剤は、免疫反応に関与するJAKファミリーを阻害するので、感染症に対する宿主免疫能に影響を及ぼす可能性がある。本剤の投与に際しては十分な観察を行い、感染症の発現や増悪に注意すること。また、患者に対し、発熱、倦怠感等があらわれた場合には、速やかに主治医に相談するよう指導すること。[1.1、1.2.1、2.2、9.1.1、9.1.3参照]
8.2 本剤投与に先立って結核に関する十分な問診及び胸部X線検査に加え、インターフェロンγ遊離試験又はツベルクリン反応検査を行い、適宜胸部CT検査等を行うことにより、結核感染の有無を確認すること。本剤投与中は胸部X線検査等の適切な検査を定期的に行うなど結核の発現には十分に注意すること。患者に対し、結核を疑う症状が発現した場合(持続する咳、発熱等)には速やかに主治医に連絡するよう説明すること。[1.1、1.2.2、2.3、9.1.2参照]
8.3 好中球減少、リンパ球減少及びヘモグロビン減少があらわれることがあるので、本剤投与開始後は定期的に好中球数、リンパ球数及びヘモグロビン値を確認すること。[2.5-2.7、9.1.9-9.1.11、11.1.3参照]
8.4 ヘルペスウイルスを含むウイルスの再活性化(帯状疱疹等)が報告されている。また、日本人関節リウマチ患者で認められた重篤な感染症のうち多くが重篤な帯状疱疹であったこと、播種性帯状疱疹も認められていることから、ヘルペスウイルスの再活性化の徴候や症状の発現に注意すること。徴候や症状の発現が認められた場合には、患者に受診するよう説明し、本剤の投与を中断し速やかに適切な処置を行うこと。また、ヘルペスウイルス以外のウイルスの再活性化にも注意すること。[11.1.1参照]
8.5 抗リウマチ生物製剤によるB型肝炎ウイルスの再活性化が報告されているので、本剤投与に先立って、B型肝炎ウイルス感染の有無を確認すること。[9.1.7参照]
8.6 感染症発現のリスクを否定できないので、本剤投与中の生ワクチン接種は行わないこと。
8.7 総コレステロール、LDLコレステロール、HDLコレステロール及びトリグリセリドの上昇等の脂質検査値異常があらわれることがある。本剤投与開始後は定期的に脂質検査値を確認すること。臨床上必要と認められた場合には、脂質異常症治療薬の投与や食事療法等の適切な処置を考慮すること。
8.8 トランスアミナーゼ値の上昇があらわれることがあるので、本剤投与中は、観察を十分に行うこと。トランスアミナーゼ値が基準値上限の5～10倍以上に上昇した症例も報告されている。[9.3、11.1.4参照]
8.9 悪性リンパ腫、固形癌等の悪性腫瘍の発現が報告されている。本剤との因果関係は明らかではないが、悪性腫瘍の発現には注意すること。[15.1.2参照]
〈アトピー性皮膚炎〉
8.10 本剤が疾患を完治させる薬剤でなく、本剤投与中も保湿外用剤等を併用する必要があることを患者に対して説明し、患者が理解したことを確認したうえで投与すること。
8.11 本剤は免疫抑制作用を有することから、皮膚バリア機能が低下しているアトピー性皮膚炎患者への投与に際しては十分な観察を行い、皮膚感染症の発現に注意すること。アトピー性皮膚炎患者を対象とした臨床試験において重篤な皮膚感染症が報告されている。

9. 特定の背景を有する患者に関する注意

9.1 合併症・既往歴等のある患者
9.1.1 感染症(重篤な感染症を除く)の患者又は感染症が疑われる患者 [1.1、1.2.1、2.2、8.1、9.1.1.1参照]
9.1.2 結核の既感染者(特に結核の既往歴のある患者及び胸部レントゲン上結核治癒所見のある患者)又は結核感染が疑われる患者 (1) 結核の既感染者では、結核を活動化させるおそれがある。[1.1、1.2.2、2.3、8.2、11.1.1参照] (2) 結核の既往歴を有する場合及び結核感染が疑われる場合には、結核の診療経験がある医師に相談すること。以下のいずれかの患者には、原則として本剤投与前に適切な抗結核薬を投与すること。[1.1、1.2.2、2.3、8.2、11.1.1参照]・胸部画像検査で陳旧性結核に合致するか推定される陰影を有する患者・結核の治療歴(肺外結核を含む)を有する患者・インターフェロンγ遊離試験やツベルクリン反応検査等の検査により、既感染が強く疑われる患者・結核患者との濃厚接触歴を有する患者
9.1.3 易感染性の状態にある患者 感染症を発現するリスクが高い。[1.1、1.2.1、2.2、8.1、9.1.1参照]
9.1.4 腸管憩室のある患者 消化管穿孔があらわれるおそれがある。[11.1.2参照]
9.1.5 間質性肺炎の既往歴のある患者 定期的に問診を行うなど、注意すること。間質性肺炎があらわれるおそれがある。[11.1.5参照]
9.1.6 静脈血栓塞栓症のリスクを有する患者 [11.1.6参照]
9.1.7 B型肝炎ウイルスキャリアの患者又は既往感染者(HBs抗原陰性、かつHBc抗体又はHBs抗体陽性) 肝機能検査値やHBV DNAのモニタリングを行うなど、B型肝炎ウイルスの再活性化の徴候や症状の発現に注意すること。抗リウマチ生物製剤を投与されたB型肝炎ウイルスキャリアの患者又は既往感染者において、B型肝炎ウイルスの再活性化が報告されている。なお、活動性B型肝炎の患者は臨床試験では除外されている。[8.5参照]
9.1.8 C型肝炎患者 臨床試験では除外されている。
9.1.9 好中球減少(好中球数500/mm³未満を除く)のある患者 好中球数が低い患者(1000/mm³未満)については、本剤の投与を開始しないことが望ましい。好中球減少が更に悪化するおそれがある。[2.5、8.3参照]
9.1.10 リンパ球減少(リンパ球数500/mm³未満を除く)のある患者 リンパ球減少が更に悪化するおそれがある。[2.6、8.3参照]
9.1.11 ヘモグロビン値減少(ヘモグロビン値8g/dL未満を除く)のある患者 ヘモグロビン減少が更に悪化するおそれがある。[2.7、8.3参照]

10. 相互作用

10.2 併用注意(併用に注意すること) プロベネシド[7.3、16.7.1参照]

11. 副作用

次の副作用があらわれることがあるので、観察を十分に行い、異常が認められた場合には投与を中止するなど適切な処置を行うこと。
11.1 重大な副作用
11.1.1 感染症 帯状疱疹(3.2%)、肺炎(0.8%)、ニューモシスティス肺炎(0.1%未満)、敗血症(0.1%未満)、結核(0.1%未満)等の重篤な感染症(日和見感染症を含む)があらわれ、致死的な経過をたどることがある。本剤投与中に重篤な感染症を発現した場合は、感染症がコントロールできるようになるまでは投与を中止すること。[1.1、1.2.1、1.2.2、2.2、2.3、8.4、9.1.1-9.1.3参照]
11.1.2 消化管穿孔(0.1%未満) 異常が認められた場合には投与を中止するとともに、腹部X線、CT等の検査を実施するなど十分に観察し、適切な処置を行うこと。[9.1.4参照]
11.1.3 好中球減少(0.8%)、リンパ球減少(1.3%)、ヘモグロビン減少(0.1%) 好中球数:本剤投与開始後、継続して500～1000/mm³である場合は、1000/mm³を超えるまでは本剤の投与を中断すること。リンパ球数:本剤投与開始後、500/mm³未満になった場合には、500/mm³以上となるまで本剤の投与を中止すること。ヘモグロビン値:本剤投与開始後、8g/dL未満になった場合には、正常化するまで本剤の投与を中止すること。[2.5-2.7、8.3参照]
11.1.4 肝機能障害、黄疸 AST(0.9%)、ALT(1.1%)の上昇等を伴う肝機能障害、黄疸(頻度不明)があらわれることがある。[8.8参照]
11.1.5 間質性肺炎(0.1%未満)
発熱、咳嗽、呼吸困難等の呼吸器症状に十分に注意し、異常が認められた場合には、速やかに胸部X線検査、胸部CT検査及び血液ガス検査等を実施し、本剤の投与を中止するとともにニューモシスティス肺炎との鑑別診断(β-Dグルカンの測定等)を考慮に入れ適切な処置を行うこと。
11.1.6 静脈血栓塞栓症(0.3%) 肺塞栓症及び深部静脈血栓症があらわれることがある。[9.1.6参照]
11.2 その他の副作用 主な副作用(発現頻度1%以上)は、上気道感染、LDLコレステロール上昇、悪心、腹痛、帯状疱疹、単純ヘルペス、尿路感染、頭痛、ALT上昇、AST上昇、血小板増加症、トリグリセリド上昇、CK上昇

21. 承認条件

21.1 医薬品リスク管理計画を策定の上、適切に実施すること。
〈関節リウマチ〉
21.2 製造販売後、一定数の症例に係るデータが蓄積されるまでの間は、全症例を対象に使用成績調査を実施することにより、本剤の安全性及び有効性に関するデータを早期に収集し、本剤の適正使用に必要な措置を講じること。

その他の使用上の注意については添付文書をご参照ください。

＊添付文書:2020年12月改訂(第3版、効能変更)

Lilly Answers リリーアンサーズ
日本イーライリリー医薬情報問合せ窓口
0120-360-605[※1] (医療関係者向け)
受付時間 月曜日～金曜日 8:45～17:30[※2]
※1 通話料は無料です。携帯電話、PHSからもご利用いただけます
※2 祝祭日及び当社休日を除きます
www.lillymedical.jp

製造販売元(文献請求先及び問い合わせ先)
日本イーライリリー株式会社
〒651-0086 神戸市中央区脇浜海岸通5丁目1番28号

PP-BA-JP-2372
2020年12月作成